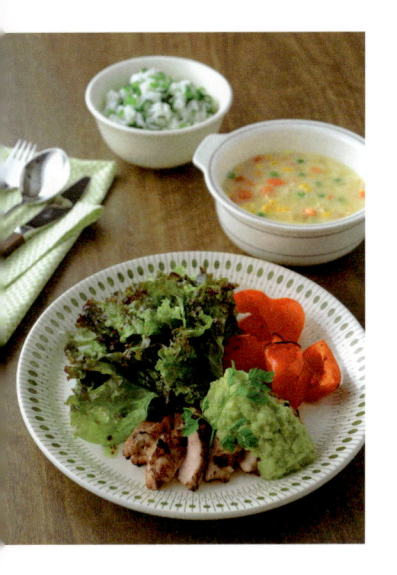

妊婦食堂

現代妊婦さんの低栄養を解決する
「定食」レシピBOOK

ダイヤモンド社

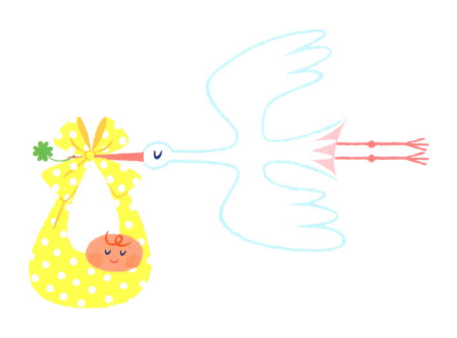

はじめに

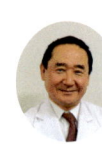

「妊娠食育研究会」代表
末岡　浩
医学博士
慶應義塾大学医学部
産婦人科学教室　准教授

わが国では毎年生まれてくる赤ちゃんの平均体重が、30年前から減り続けています。見た目は健康な妊娠女性の栄養が足りず、赤ちゃんが、年々小さくなっているのです。

世界一豊かな食環境に恵まれているはずの日本で、妊婦さんの栄養が足りていないのはなぜでしょうか。この疑問に気づいたことが妊娠食育研究会発足、および本書発行のきっかけとなりました。

日々お産の現場に立ち会っていますと、仕事を持ち社会人として活躍している方に多くお会いします。また外で働いていなくても核家族化が進むいま妊娠中にすべての家事を一人でこなし、出産を迎える方も少なくありません。家事は重労働です。

ひと昔前は、両親や祖父母の世代が妊娠女性の近くにいて一緒に家事や食事作りを行い、「小魚を食べなさい」といったアドバイスをしてくれました。しかしそういう環境は非常に少なくなっています。コンビニは家のそばにありますが、妊婦さんは充分な知識や経験がなくても、一人で自分の栄養について考え、料理もしなくてはなりません。

私は3年前から妊婦さんに食事記録を付けてもらい拝見していますが、「おかず」を摂らず、朝・昼ともに買ってきたパンと飲み物だけで済ませている方の多いことに驚かされます。パンが悪いのではなく、それだけでは、糖分や脂質という体を動かすエネルギーばかりで、ご自身やおなかの赤ちゃんの「体を作る素」にはなりません。栄養不足になるのは必然です。

この「現代妊婦の低栄養化の問題」に関心のある医師・助産師・栄

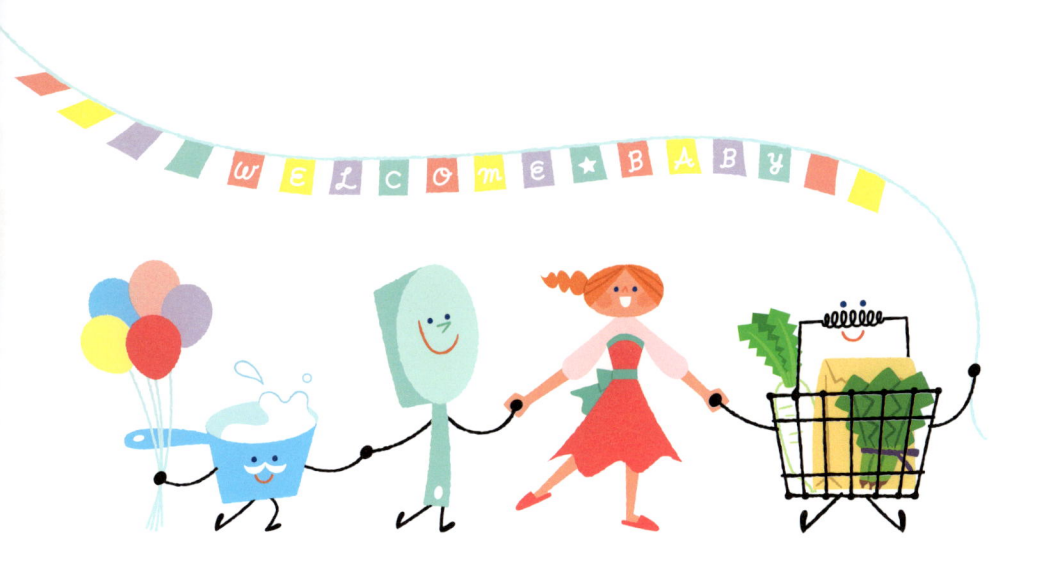

養学の専門家が集まり議論を重ねるうち、妊娠食育研究会が発足しました。当研究会では、現実的な（＝現代の忙しい妊娠女性も実践できる）食事の解決策を考えることが活動の目標です。

最初の取り組みとして**妊娠中に不可欠な栄養素である葉酸・鉄分・カルシウムが日常的に摂れるレシピを考え、まとめたのが本書です。**葉酸は妊娠初期から摂れば胎児の奇形を減らせます。鉄分は病院で処方する鉄剤に頼らずとも、貧血を予防できるように。また意外と知られていませんが、ヨーロッパと異なり、火山国の日本の土壌ではカルシウムが不足しがちです。この3つを毎日の食事で補い、必要によっては市販されているサプリメントも食材として使うことで、栄養素を欠かさず摂れるようにしました。

もちろん本書のメニューを毎日実践するのはむずかしいので、月単位で栄養バランスを考えられるシステムになっています。妊娠中の栄養状態が良ければ、出産後の母体も早く整えられます。将来の妊娠を希望される方も、まずは栄養改善から始めることをおすすめします。

実は欧米では、早くから妊娠女性の栄養問題に取り組んでいます。カナダは90年代から政府がパンやパスタに葉酸添加を義務付けたことで、新生児の心疾患や神経管障害、奇形が減ったとの報告が出ています。日本でも厚生労働省が葉酸摂取を推奨していますが、残念ながらまだ現実的なレベルでは完全に浸透しきれていません。

本書をきっかけに妊娠女性の食育環境が改善され、わが国の宝である赤ちゃんが一人でも多く健康的に誕生することを心より願っております。

Part 2
魚メインの定食

「あじの南蛮サラダ定食」
あじの南蛮サラダ / 大根はちみつ漬け / ジンジャー枝豆ごはん /
小松菜と玉ねぎのみそ汁 ･･････････････････28・29

「たらのクリームソテー定食」
たらのクリームソテー /
ミックスビーンズのリーフサラダ　にんじんドレッシング /
かぼちゃのチーズ焼き / パン ･････････････30・31

「さばのみそ煮定食」
さばのみそ煮 / トマトのサラダ　みょうがドレッシング /
豆腐と根菜のけんちん汁 / さつまいも黒ごまごはん ･････32・33

魚メイン　メインおかずのバリエーション
たいとあさりのスープ煮 / ぶりのイタリア風 /
さわらの簡単フライパン蒸し / 魚介いっぱいチリソース ･････34・35

魚メイン　副菜のバリエーション
鶏ささみとねぎのおからあえ / きゅうりとじゃこの酢の物 /
キャベツとにんじんの塩昆布あえ / とろーりなめたけ豆腐 /
ひじきと大豆の食物繊維サラダ ･･･････････36・37

魚メイン　ごはんと汁もののバリエーション
雑穀そら豆ごはん / しょうが入り即席ちらし /
切干大根ときのこのごまみそ汁 / ブロッコリーとねぎのみそ汁 /
リコピンスープ（冷）/ キムチともやしのスープ /
かぼちゃのポタージュ /
豆腐ときのこのおすまし　ゆず風味 ･･････38・39

妊娠中に起きやすい症状と対策レシピ 1 ････････40

Part 3
野菜と豆類メインの定食

「厚揚げと松の実のオイスター炒め定食」
厚揚げと松の実のオイスター炒め /
時短DEキムチ白菜 / ごはん ･････････････42・43

「シンプル和定食」
納豆青のり入り / 長いも小梅 / 根菜たっぷり豚汁 / ごはん ･･･44・45

野菜と豆類メイン　メインおかずのバリエーション
きのこ麻婆豆腐 / ビーンハヤシライス ････46・47

野菜と豆類メイン　副菜のバリエーション
菜の花の天ぷら / グリーンポテト /
ちぎりキャベツとえびのピリ辛 ･･････････････47

野菜と豆類メイン　ごはんと汁もののバリエーション
かぶのマタニティごはん / 切干ちらし /
わかめとじゃがいも、おくらのみそ汁 /
なめこと豆腐のみそ汁 / しいたけと春菊のおすまし /
しめじと白菜の中華風スープ ･････････････48・49

妊娠中に起きやすい症状と対策レシピ 2 ･････････50

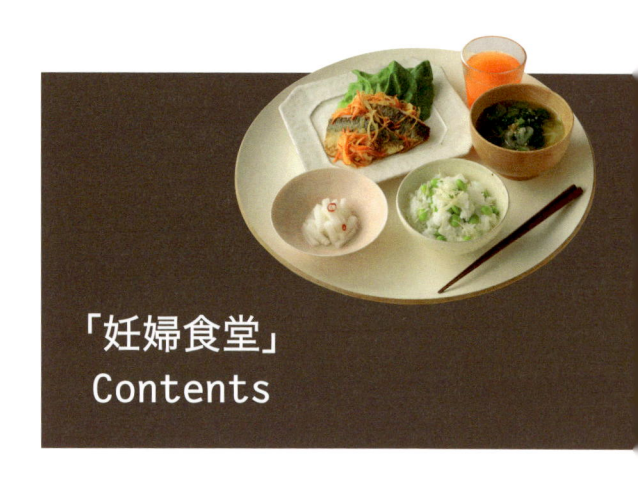

「妊婦食堂」
Contents

はじめに ････････････････････････････････2・3
妊娠女性の「低栄養」に注意! ･･････････････････6
まずは自分の体をチェック! ････････････････････7
妊娠さんに必須の3大栄養素
　葉酸・鉄分・カルシウム ･････････････････8・9
これが基本の妊婦定食 ･･････････････････････10
妊婦さんおすすめ食材・NG食材 ･････････････11
この本の使い方 ･････････････････････････････12

Part 1
肉メインの定食

「牛肉のヘルシーすき焼き風定食」
牛肉とごぼうのヘルシーすき焼き風 / かぶの即席漬け /
にらと干しえび、えのきのみそ汁 / ごはん ･･･････14・15

「定番! 豚のしょうが焼き定食」
豚のしょうが焼き / アスパラの白あえ /
わかめとレタスのみそ汁 / ごはん ････････････16・17

「ごちそうアボカドチキン定食」
グリルチキンアボカドソース /
いろいろ野菜のクリーミースープ / 小松菜めし ･･････18・19

肉メイン　メインおかずのバリエーション
みそ風味即席炒め / ひじき入りハンバーグ /
水菜と豆腐のさっぱり豚しゃぶ /
スタミナ! レバニラ炒め ･････････････････20・21

肉メイン　副菜のバリエーション
いんげんのごまあえ / わけぎの酢みそあえ /
油揚げとせりのおひたし / カリフラワーと枝豆のカレーピクルス /
茎にんにくと桜えびの塩炒め ･････････････22・23

肉メイン　ごはんと汁もののバリエーション
まめ昆布ごはん / しらす焼きのりごはん /
あさりと三つ葉のみそ汁 / 桜えびと青梗菜のみそ汁 /
千切り野菜のスープ / しじみと貝割れ汁 /
モロヘイヤのスープ / 冷や汁 ････････････24・25

赤ちゃん誕生までの過ごし方と食生活のポイント ･･････26

Part 6
クイックスープ＆ドリンク

コーンと鶏ボールのあったかシチュー／三平汁／
かぶと鶏もも肉の白みそ仕立て ・・・・・・・・・・・・・ 72・73
ホットクラムスープ／カンタン酸辣湯／
カリ〜トマトスープ／プチもち入りしるこ ・・・・・・・ 74・75
黒のSOYミルク／ベリーベリーSOYミルク／
白ごまバナナ／最強VC／ビューティー鉄／
飲む美肌サプリ ・・・・・・・・・・・・・・・・・・・・・・・・・ 76・77

おやつレシピでひとやすみ
ミニバゲットカスタード／メープル味のマタニティクッキー／
黒ごまあんの桜もち風／プルーンの一夜漬け／
黒みつ寒天 きなこがけ／チョコっとマタニティ／
グレープフルーツゼリー ・・・・・・・・・・・・・・・・・・・ 78・79

そろえたい！妊娠中の食事作りに役立つツール ・・・・・・・ 80

Part 7
週末はパパにおまかせ！イクメン定食

「愛情パラパラチャーハン定食」
愛情パラパラじゃこチャーハン／セロリミニトマト／
パワーアップわかめスープ／オレンジとキウイ ・・・・・ 82・83
「オニオンステーキ定食」
オニオンステーキ／レタスとじゃこのサラダ／
コーンポタージュ／ごはん ・・・・・・・・・・・・・・・・・ 84・85
「かつおフライ定食」
かつおフライ／コーンとおくらのごまあえ／
玉ねぎと青さのりのみそ汁／ごはん ・・・・・・・・・・・ 86・87
「ドライカレー定食」
ドライカレー／水菜と豆腐のさっぱりサラダ／ごはん／
イチゴとベリーのバルサミコマリネ ・・・・・・・・・・・・ 88・89

「妊娠食育研究会」メンバーが考えました！
オリジナル妊婦さん向けレシピ
鶏のクリーム煮／りんご風味の麻婆豆腐／カレーうどん／
美鉄ちらし／シーフードグラタン／グリーンカレー／
アボカドムース＆クラッカー／フレンチトースト／美鉄ソーダ／
プルーンバナナヨーグルトドリンク ・・・・・・・・・・・ 90・91

材料別さくいん ・・・・・・・・・・・・・・・・・・・・・・・・・ 92・93
妊娠中の食事 バランスチェックシート ・・・・・・・・・ 94・95

Part 4
卵と乳製品メインの定食

「親子煮居酒屋風定食」
卵と鶏ひき肉の親子煮／おくらとミニトマトの酢の物／
ピリ辛みそきゅう／ごはん ・・・・・・・・・・・・・・・・・ 52・53
「カルシウムたっぷりピザトースト定食」
カルシウムたっぷりピザトースト／美人ミネストローネ／
アーモンド小魚 ・・・・・・・・・・・・・・・・・・・・・・・・・ 54・55
卵と乳製品メイン　メインおかずのバリエーション
ほたてクリームグラタン／目玉焼きとズッキーニのソテー ・・・・ 56
卵と乳製品メイン　副菜のバリエーション
いんげんのみそ炒め／のり塩ポテト／ほうれん草のナムル ・・・ 57
卵と乳製品メイン　ごはんと汁もののバリエーション
ひじきと油揚げの枝豆ごはん／わかめ入り大根菜めし／
クレソンと油揚げのみそ汁／炒めなすとみょうがのおすまし／
ミックスベジタブルの中華風スープ／ポークベジスープ ・・ 58・59

妊娠中の食のギモン
妊娠食育研究会ドクターが解決！
「栄養・サプリメント」編 ・・・・・・・・・・・・・・・・・・・・ 60

Part 5
お昼におすすめ！ボリューム一品一菜

「ねぎ塩肉うどん定食」
ねぎ塩肉うどん／菜の花のからしあえ ・・・・・・・・・ 62・63
「イタリアンジャポネ定食」
トマ！サバ！パスタ／
コーンとレタスのサラダ　バルサミコ風味 ・・・・・・・・・ 64
「ジャージャー丼定食」
ジャージャー丼／とろとろもずく豆腐 ・・・・・・・・・・・・ 65
「さけフレーク丼となつかしのみそ汁定食」
さけフレーク丼／なつかしのおばあちゃんみそ汁 ・・・・・ 66
「もちもち！そばこのみ焼き定食」
もちもち！そばこのみ焼き／かぼちゃとあずきのいとこあえ ・・ 67
「アジアンごはん定食」
さっぱりナシゴレン風／干しえびと香菜のエスニックスープ ・・ 68
「いわしのかば焼き丼定食」
いわしのかば焼き丼／アスパラと長ねぎのぽかぽかみそ汁 ・・ 69

妊娠中の食のギモン
妊娠食育研究会ドクターが解決！
「ダイエット・食生活」編 ・・・・・・・・・・・・・・・・・・・・ 70

＜本書のレシピについて＞
● 材料は2人分、カロリーや塩分など栄養表示は1人分です。　● 電子レンジの加熱時間は600Wを基準にしています。
● 大さじ1は6g、小さじ1は2g、1カップは200mlです。

赤ちゃんは年々小さくなっている！
妊娠女性の「低栄養」に注意！

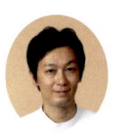

「妊娠食育研究会」
中林　章
医学博士
医療法人社団　中林病院
副院長

増やさないか、また体重は増えても必要な栄養が足りない**「妊娠女性の低栄養化現象」**が深刻になっていることも原因です。

お母さんの栄養が足りていないために小さく生まれる赤ちゃんが増えているのです。怖いことに胎児のときに低栄養下で育った低体重の子は、成人してからメタボリック・シンドロームなど生活習慣病を発症しやすくなるといった報告もあります。

このため出産の現場では正しい栄養指導が急務であり、かつての厳格な体重増加制限ではなく、バランスよく食べて体を作る**適切な体重管理が求められます。**

やせすぎは低体重児だけでなく切迫流産や切迫早産、逆に太りすぎは前期破水・妊娠高血圧症候群・巨大児分娩・帝王切開・分娩時の出血量過多・羊水混濁・胎児心拍数異常などのトラブルを引き起こします。

仕事で忙しい妊婦さんも、本書を参考に、少しずつでもご自身が摂る毎日の栄養にぜひ注目してみてください。

下の図①をご覧ください。1980年代をピークに、赤ちゃんの体重が年々減り続けている事実をご存じでしょうか？30年前と比べ、日本の赤ちゃんの平均出生体重が200gも減っています。

赤ちゃんが年々小さくなった結果、「低出生体重児」と呼ばれる2500g未満の赤ちゃんの割合も年々増加しています（図②参照）。2010年度に生まれた早産でない赤ちゃんのうち、約4％が低出生体重児だったというデータもあります。

これは30年前と比べ、高齢出産・多胎児・（非常に小さい）極低出生体重児などいずれも増えていることが一因ですが、妊婦さんで体型の変化を気にして体重を

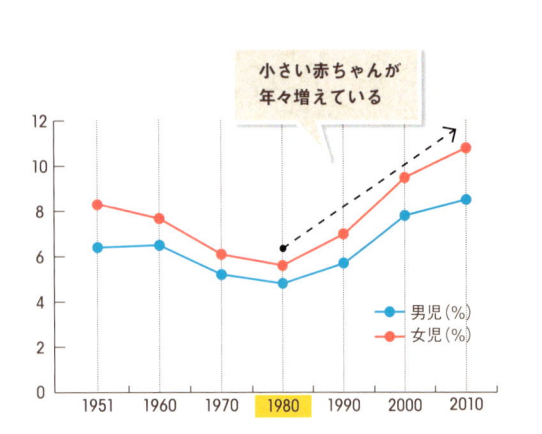

図②　出生体重2500g未満児の割合・年次別推移

小さい赤ちゃんが年々増えている

1980年代以降、2500g未満の低出生体重児の割合は増え続け、生まれてくる赤ちゃんが小さくなっている。最新の2010年データで低出生体重児は男児が8.5％、女児は10.5％を占める。

※出典：厚生労働省「人口動態調査」

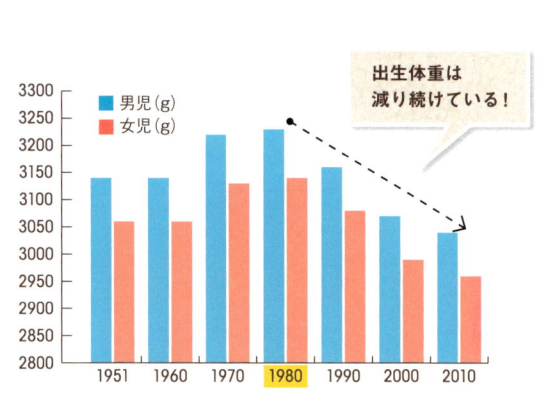

図①　出生体重の年次別推移

出生体重は減り続けている！

1970～80年代をピークに、赤ちゃんの出生体重は、男児・女児共に減り続けている。10年前の2000年との比較でも男児・女児ともに30g減で、体重・身長・胸囲がいずれも以前より低くなっているというデータもある。

まずは自分の体をチェック！

妊娠前のBMI（ボディマス指数）が体重管理のカギ！

妊娠中はやせすぎず太りすぎず、正しい体重管理をすることが、健康な赤ちゃんを産むための第一歩。自分の体をよく知ることから始めましょう。まずは妊娠前の体重でBMIをチェック。

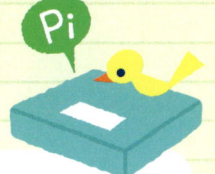

$$\frac{あなたの妊娠前の体重（\ \ ）kg}{身長（\ \ ）m × 身長（\ \ ）m} = BMI$$

※身長160cm・体重50kgの人のBMIは、
50(kg)÷1.6(m)÷1.6(m)=BMI19.5となります。

妊娠中の理想的な体重増加は、妊娠前のBMIを調べて

BMI 18.5未満だった人（やせ）
→ 9～12kgの増加

BMI 18.5以上25未満だった人（普通）
→ 7～12kgの増加

BMI 25以上だった人（肥満）
→ 個別対応（医師の指示に従う）

が理想とされていますので、今後の妊娠期間の目安にしてください。

出典：厚生労働省・妊産婦のための食生活指針―「健やか親子21」推進検討会報告書

☑ あなたの「かくれ低栄養度」をCHECK!

- ☐ 1日3食食べていない
- ☐ パンと飲み物だけで食事をすませることがときどきある、または多い
- ☐ 毎回「おかず」の品数が少ない
- ☐ パスタやラーメンなど単品のみですませることが多い
- ☐ 間食を毎日している
- ☐ 毎食、野菜を食べていない
- ☐ 清涼飲料水や甘い飲み物をよく飲む
- ☐ 朝食を食べていない

Yesが0こ
→ 栄養状態は良好！本書でさらにガッチリキープ

Yesが1～2こ
→ 低栄養脱出まであと一歩！

Yesが3～4こ
→ やや危険な低栄養要注意レベル

Yesが5～8こ
→ 立派な？低栄養の食生活。今すぐ改善を！

妊娠は偏った食生活を見直すチャンス！

低栄養度の最大のチェックポイントは、「高エネルギーで中身が無い食べ方をしていないか？」ということ。

パンや麺類など単品のみですませる食事は「体を動かす」エネルギーは摂れても、ビタミンやミネラル、食物繊維など「体を作る」栄養が足りません。間食のしすぎと野菜不足も同様で、エネルギー過多でメタボや、脂肪だらけの体になってしまいます。おなかの赤ちゃんも栄養不足になるのは必然。

1個でもチェックがあったら、妊娠を機にぜひ食生活の見直しを。妊娠中だけでなく出産した後も、美しく健康的な体を保つ習慣が自然と身に付きますよ。

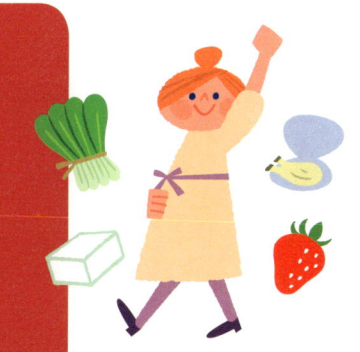

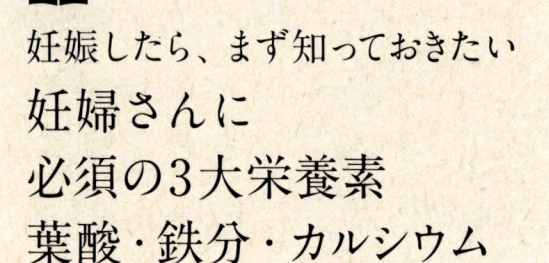

妊娠したら、まず知っておきたい
妊婦さんに必須の3大栄養素
葉酸・鉄分・カルシウム

前ページの「かくれ低栄養度チェック」、あなたはいかがでしたか？低栄養にならないためには1日3食・バランスよく食べることが大切ですが、ぜひ知っておきたいのが妊娠したら健康な成人以上に必ず摂りたい、この3つの栄養素。
食欲がない、いろいろ食べられないときには優先して摂るようにしてみてください。本書では葉酸・鉄分・カルシウムがくまなく摂れるよう工夫しています。出産後の体を整え、母乳の出をよくするのにも役立ちますよ。

葉酸の多い食品(1食分) 単位：μg

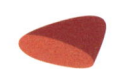

- 鶏レバー(50g) **650**
- いちご(10粒) **90**
- アボカド(½個) **84**
- 水菜(60g) **84**
- 大根の葉(60g) **84** ※生を同量ゆでると66
- ほうれん草・冷凍(60g) **78**
- そら豆(60g) **72**
- ブロッコリー(60g) **72**
- レタス(60g) **72** ※サニーレタスでも同じ
- 納豆(約1と½パック) **60**
- 焼きのり(1枚) **57**
- キャベツ(60g) **47**
- キウイフルーツ(1個) **36**
- バナナ(1本) **26**
- 卵(約1個) **22**

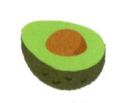

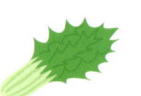

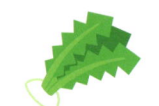

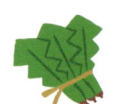

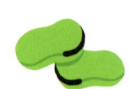

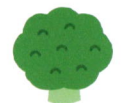

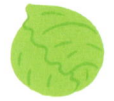

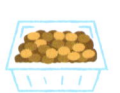

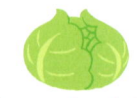

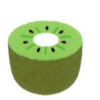

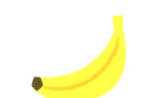

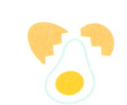

妊娠初期に摂りたいビタミン 葉酸

μg…マイクログラム

1日の推奨摂取量 480μg (妊娠中)
※授乳中は340μg

ビタミンB群の一種で、名前のとおり水菜やほうれん草などの葉物野菜やレバー、果物にも含まれます。赤ちゃんの重要な器官を作るのに不可欠で、妊娠初期の1～3か月に毎日400μg摂取すれば神経管閉鎖障害※の発症リスクを低減できると期待されています。妊娠したいと思ったときから積極的に摂りましょう。

※脳・脊髄などの「中枢神経系のもと(＝神経管)」に起きる先天異常。赤ちゃんの神経管は妊娠初期に作られる。

「毎日ビテツ」
りんご
フルーツミックス
プルーン
グレープフルーツ
1本125ml
アイクレオ株式会社(栄養機能食品 鉄・亜鉛)
お問合せ：http://shop.glico.co.jp/icreo/bitetsu/try.html

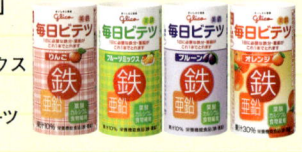

ビーンスタークマム「毎日葉酸＋鉄これ1粒」
60g(60粒入り)
雪印ビーンスターク株式会社

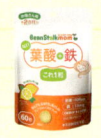

サプリメントを上手に活用

食事で摂るのが基本ですが、食べられないときは専用のサプリメントを活用してもよいのです。厚労省は2000年に通常の食事からの摂取に加え、1日400μgの葉酸を栄養補助食品(サプリメント)でも摂るための情報提供を行うよう、保健医療機関に通知を出しました。無理せず、ときには上手に取り入れてみては。本書でも一部のレシピで材料として使っています。

※本書レシピで材料として使っている場合は「鉄補給飲料(毎日ビテツ)」と表記しています。他のメーカーからも葉酸米やカルシウム強化牛乳など栄養強化した各食品が出ているので上手に活用しましょう。

(厚生労働省「日本人の食事摂取基準 2010年度版」、「神経管閉鎖障害の発症リスク低減のための妊娠可能な年齢の女性等に対する葉酸の摂取に係る適切な情報提供の推進について」参考)
厚生労働省HP http://www.mhlw.go.jp/

※各栄養素の推奨摂取量は、厚労省の資料を元に概算値を出したものです。女性の年齢・体型によって変わりますので、各病院の栄養担当者に確認してください。

鉄分

鉄剤でなく基本は食べ物から!

1日の推奨摂取量
- 18〜29歳 [妊娠初期 8.5 mg / 妊娠中〜末期 21 mg]
- 30〜49歳 [妊娠初期 9 mg / 妊娠中〜末期 21.5 mg]

肉・魚介・豆製品、野菜や乾物に多く含まれ、「血液のもと」である赤血球を作るのに欠かせません。また母乳はお母さんの血液から作られます。現代ではもともと貧血の女性が増えているうえ、赤ちゃんに血液を回すため、より多くの鉄分が必要になります。病院の鉄剤には胃のむかつきや吐き気・便秘などの副作用があり、できるだけ食べ物で摂る習慣をつけましょう。

鉄分の多い食品（1食分） 単位：mg

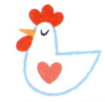

- 鶏レバー(60g) 5.4
- 鶏のハツ(60g・心臓) 3.1
- レンズ豆・乾(1食分・約30g) 2.8
- 生揚げ(½枚) 1.8
- 牛ひれ肉(60g・輸入) 1.7
- 豆乳(140g・1ぱい) 1.7
- 小松菜(60g) 1.7
- ひじき(乾・3g) 1.7
- しじみ(120g・殻付き) 1.6
- 青のり(大さじ1) 1.5
- あさり(75g・殻付き) 1.1
- かつお(60g) 1.1
- ごま(大さじ1) 0.9
- 松の実(10g) 0.6
- アーモンド(10g) 0.5

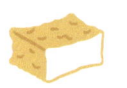

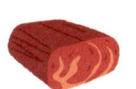

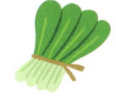

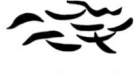

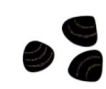

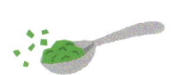

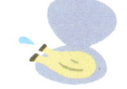

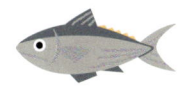

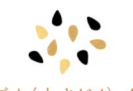

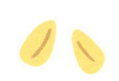

カルシウム

赤ちゃんの丈夫な骨を作ります

1日の推奨摂取量 650 mg

乳製品や大豆製品、緑の野菜、海藻にも多く含まれます。日本人はヨーロッパなどより土壌の問題で慢性的にカルシウム不足気味とされており、妊娠中は赤ちゃんにも回す分、積極的に摂りましょう。チーズやヨーグルト、小魚など朝食やおやつ（補食）として手軽に摂りやすい栄養素です。

カルシウムの多い食品（1食分） 単位：mg

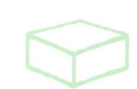

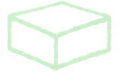

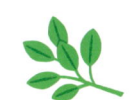

- 木綿豆腐(½丁) 180
- 生揚げ(½枚) 168
- 大根の葉(60g) 156
- モロヘイヤ(60g) 156
- かぶの葉(60g) 150
- がんもどき(½個) 135
- 水菜(60g) 126
- プロセスチーズ(1枚・20g) 126
- ヨーグルト(100g) 120
- 普通牛乳(100ml) 110
- 煮干し(5g) 110
- ごま(大さじ1) 108
- 凍り豆腐(1枚) 106
- 桜えび(5g) 100
- 大豆水煮缶(70g) 70
- スキムミルク(大さじ1) 66

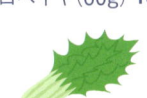

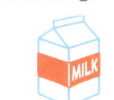

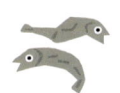

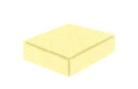

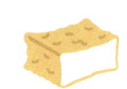

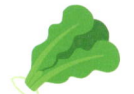

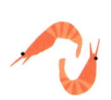

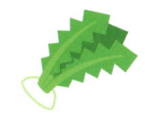

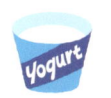

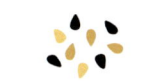

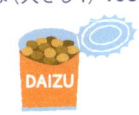

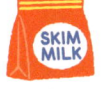

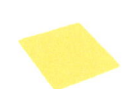

産後も使える食事の王道ルール
これが基本の妊婦定食

低栄養解消のためには、栄養バランスのよい食事をすること。健康的な食生活の基本です。出産後も一生、ずっと使える黄金ルールです。

[副菜] サブのおかず

野菜・いも・海藻・大豆製品などが主な材料。ビタミン・ミネラル・食物繊維が摂れます。肌にハリを与えたり、血液をサラサラにしたりするなど体内の環境を整えます。

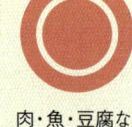

[主菜] メインのおかず

肉・魚・豆腐など大豆製品が主な材料。主にたんぱく質で母体と赤ちゃん両方の筋肉や血液、皮膚など、体中の細胞のもとになります。本書では1食・一人分に60〜80gの肉・魚を使っています。

[主食] ごはん、パン、麺類

体を動かすエネルギーになります。本書では、ごはんは原則一人分150gですが、体重制限のある妊婦さんは100gに減らしてもOKです（1日で240kcal減に）。具材を足し栄養アップさせた、まぜごはんも多く紹介しています。
※食べきれなかった分はおにぎりにしておき、後で食べる「分食」もおすすめです。

[汁物] みそ汁・洋風スープなど汁物全般

主菜や副菜で摂りきれない栄養素を補うとともに、献立全体の満足感をアップさせます。本書では栄養バランスを考え、汁物の代わりに副菜をさらに1品足し、「主菜＋2副菜」としている定食もあります。

[補食]

基本的に食べなくてよいですが、体重の少ない妊婦さんやおなかが空いてしまう人は、果物や小魚、ヨーグルト、ナッツ、本書のスープやドリンクレシピを1日200kcal分までなら摂ってOK。

NG 甘い物やスナック菓子は「高エネルギーで中身なし」。極力避けましょう。

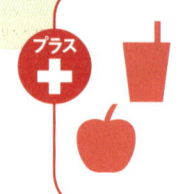

外食時のポイント

外食は1食で約1000kcalと高カロリーなうえ、パスタなど単品で野菜が少ない場合がほとんど。妊娠中は自炊がベストですが、難しいときはこれらのポイントに気をつけてみて。

1 単品より「定食」メニューを選ぶ
（日頃から店を探してチェック！）

2 600kcal前後のメニューを選ぶ
（店のエネルギー表示や、市販のカロリーブックを参考に。800kcal以上ならごはんを半分残すとよい）

3 できるだけ魚介や豆腐・大豆を使ったメイン、野菜たっぷりの料理を選ぶ

● 「バランスのよい食事」とは、昔から日本人が伝えてきた一汁二菜の定食メニューのこと。パスタやラーメン、丼物などの単品で終わる食事よりも食材を多く、幅広く使うので必然的に栄養バランスが整います。

● ぜひ妊娠中にこの定食スタイルの食事を習慣づけてください。これは実はダイエットしたい大人の鉄則でもあります。産後に美しく健康的な体を一生キープすることも可能です。

● 本書では1食500〜600kcalに抑えながら妊婦さんに必須の葉酸・鉄分・カルシウムはカバー※し、低塩分・高たんぱくのメニューを紹介しています。

● 15〜20分以内で作れる定食を紹介していますが、初心者や忙しい人はまずメイン＋副菜＝計2品にチャレンジしてみてください。

※1日の必要量の1/3：葉酸160mg、鉄分3mg、カルシウム220mgで計算

妊婦さんおすすめ食材

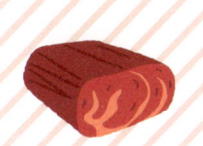

鉄分・ビタミン豊富な肉を活用

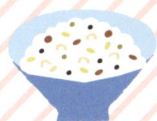

肉は牛の鉄分、豚のビタミンB_1と妊婦さんに必要な栄養が多い食材。ヒレなど脂肪の少ない赤身の部位を選ぶ、鶏の皮は外すなどの工夫でカロリーダウンしながら上手に活用しましょう。本書では、牛肉は和牛より低脂肪の輸入牛を使用しています。

毎日のごはんにひと工夫

白いごはんをときには玄米や胚芽米など精製度の低いお米や雑穀に変えてみましょう。白米に比べてビタミンB類が多く、食物繊維も豊富。よく噛むようになり、満足感がアップするうえ便秘解消にもなります。白米に半量だけでもブレンドするのも手です。
最近では妊婦さん向けの「葉酸米」や鉄分・ビタミンを強化した「サプリ米」なども出ているのでチェックしてみては。

妊婦さんNG食材

生ハムの「リステリア菌」と魚の「水銀」

妊娠中に注意したい食品に、おなかの赤ちゃんに影響が出ることがある「リステリア菌」を含むものがあります。非加熱のナチュラルチーズ、肉・魚のパテ、生ハム、スモークサーモンなどですが、加熱すれば問題ないと言われています。

魚については、2003年からきんめだい・まかじきなど一部の魚に含まれる水銀の量について、注意事項が出されました。本書の魚レシピには特に注意は不要とされる魚しか使用していませんが、外食する際は気をつけてください。

※厚生労働省HP
「これからママになるあなたへ」
http://www.mhlw.go.jp/topics/syokuchu/06.html

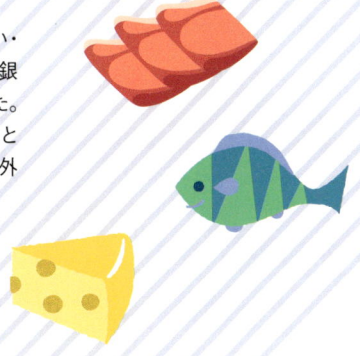

厚生労働省 食事バランスガイド
あなたの食事は大丈夫?

厚生労働省は農林水産省と共同で、1日に「何を」「どれくらい」食べればよいかの目安をイラストにした「食事バランスガイド」を発表しています。「主食」「副菜」「主菜」「牛乳・乳製品」「果物」に分け、目安量の基本単位は「SV(サービング)=(いく)つ」で表し、水分と運動を主軸に適切な量を摂ることでコマが回るようになっています

(厚生労働省のHP http://www.mhlw.go.jp/bunya/kenkou/eiyou-syokuji.htmlを参照)

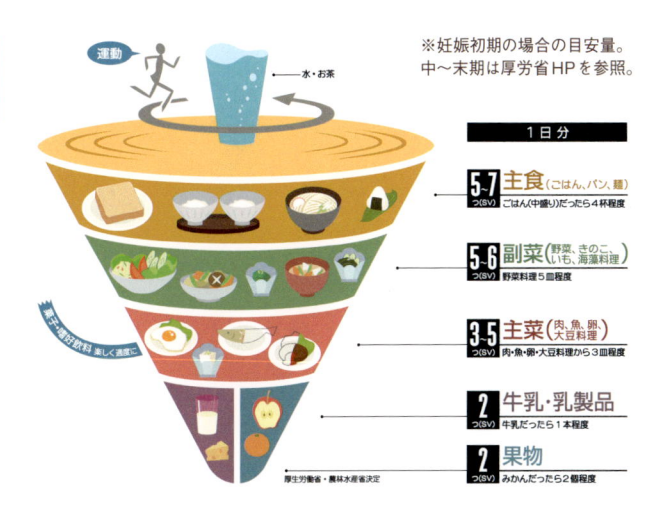

※妊娠初期の場合の目安量。
中～末期は厚労省HPを参照。

1日分

- 5-7つ(SV) **主食**(ごはん、パン、麺) ごはん(中盛り)だったら4杯程度
- 5-6つ(SV) **副菜**(野菜、きのこ、いも、海藻料理) 野菜料理5皿程度
- 3-5つ(SV) **主菜**(肉、魚、卵、大豆料理) 肉・魚・卵・大豆料理から3皿程度
- 2つ(SV) **牛乳・乳製品** 牛乳だったら1本程度
- 2つ(SV) **果物** みかんだったら2個程度

組み合わせ自在！
好きなメニューを選ぶだけ
この本の使い方

この本では、一汁二菜＋ごはんの「定食スタイル」を基本に、昼食向けの「一品一菜」、補食や忙しい朝におすすめの「スープ＆ドリンク」のレシピを紹介しています。
定食はどれを選んでも、妊婦さんが1日に必要な葉酸・鉄分・カルシウムの1/3量をほぼ摂れるように考えてあります。

※ 食費のめやす：1食分一人分約350円（さばのみそ煮定食・下とPart7をのぞく）。

基本の定食スタイル

CHANGE!
● [汁もの]
P.39 豆腐ときのこのおすまし ゆず風味
64kcal

CHANGE!
▼ [ごはん]
P.38 しょうが入り即席ちらし
299kcal

CHANGE!
▽ [副菜]
P.36 きゅうりとじゃこの酢の物
23kcal

CHANGE!
● [メイン]
P.35 魚介いっぱいチリソース
201kcal

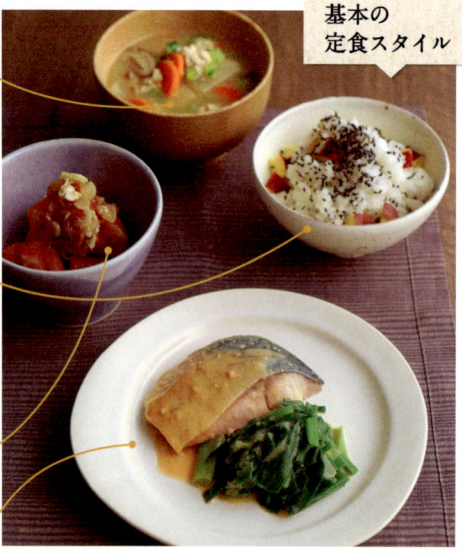

[定食] P.32 さばのみそ煮定食　648kcal

メインの食材を何にするか決めます。魚ならPart2の定食メニューをそのまま作るか、または各バリエーションから好きなものを組み合わせてもOK！

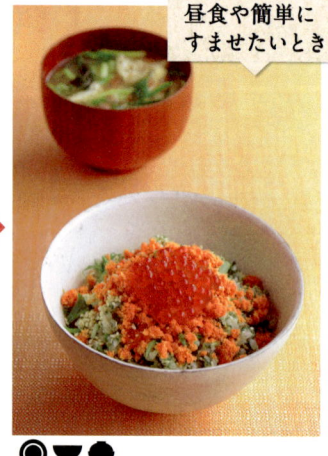

昼食や簡単にすませたいとき

[一品一菜] P.66 さけフレーク丼となつかしのみそ汁定食　443kcal

一汁二菜の品数を作る時間や体力がないときに。メイン一品＋副菜（汁物）だけで必要な栄養が摂れる簡単バージョンの定食です。
外出先で食べたい人は、お弁当に作りかえられるアレンジレシピを参考に。

＋ もの足りないときは　**補食**
※スープ・ドリンクは朝食代わりに摂ってもよいです。

● [スープ] P.72～75

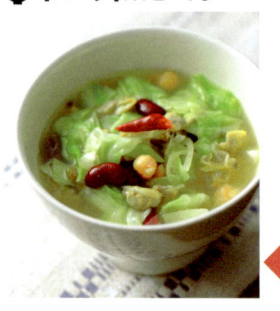

[ドリンク] P.76～77

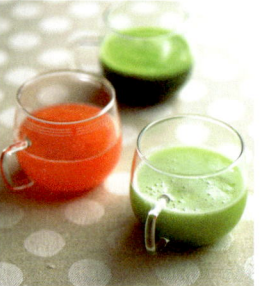

🍎 [補食]
本書のスープ・ドリンクやおにぎり、果物、ナッツ、乳製品を200kcalまで（1日）。おやつレシピ（P.78～79）もOK！ただし市販のお菓子・スナックはNG。補食には入りません。

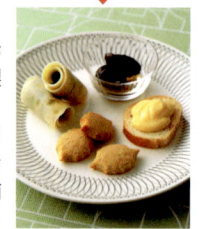

おにぎり1個 …… 約185kcal
みかん2個 …… 約70kcal
ヨーグルト（カップ・加糖） …… 約77kcal
バナナ1本 …… 約77kcal
アーモンド10粒 …… 約80kcal

巻末チェックシートの使い方

本書P.10と、各レシピにある主菜・副菜などのマークを参考に、P.94～95のチェックシートに朝・昼・夕に食べたものをチェックして消しましょう。1日9個以上消す（9皿食べる）ことを目標に。「できるだけ多くの品数（＝皿数）を食べる」ことで自然とバランスがよくなり、低栄養の予防になります。

Part 1

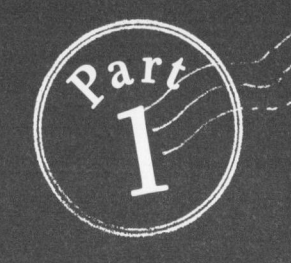

肉メインの定食

妊娠中「カロリーは気になるけどお肉が食べたい!」というときに。
1食分約60-80ｇに収め、部位も牛と豚肉ならひれやもも肉、
鶏なら皮なしとエネルギーを抑えながら満足できるよう
レシピを工夫しました。野菜やきのこ、海藻と合わせれば
バランスのよい献立が完成!

肉メイン

MEAT Recipe 1

牛肉のヘルシーすき焼き風定食

牛肉と相性ぴったりのごぼうと玉ねぎを入れ、甘辛く煮たすき焼き風のメインに、浅漬けとカルシウム豊富なみそ汁を合わせました。時間があるときに浅漬けだけ作りおきしておけば手早く3品の定食が完成！ すき焼きは卵でとじてボリュームアップもできます。

主菜 牛肉とごぼうのヘルシーすき焼き風

186kcal　塩分1.3g　カ66mg　鉄1.5mg　葉34μg（1人分）

材料＜2人分＞
- 牛切り落とし肉（輸入牛） …… 130g
- 玉ねぎ …… 1/2個
  - ：くし切りにして斜め半分に
- ごぼう …… 50g
  - ：斜め薄切りに
- しらたき（黒）…… 1/2袋
  - ：長さ5cmに切る
- しょうが …… 1/2片
  - ：千切りに
- A
  - しょうゆ …… 大さじ1と1/3
  - 砂糖 …… 大さじ1/2
  - 水 …… 3/4カップ
- 七味唐辛子 …… 少々

作り方
1. ごぼうは切って一度水にさらし、少しおいて水気を切る。小鍋にしらたきを入れ、かぶるくらいの水を加えて中火にかけ、沸騰したらざるに上げる。
2. 小鍋にAを入れて煮立て、1を入れふたをして5～6分煮てから、玉ねぎ、肉、しょうがを加えて、さらに5～7分煮る。
3. 器に盛り、七味唐辛子をふる。

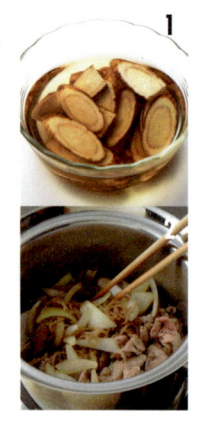

主食 ごはん

252kcal　塩分0g　カ5mg　鉄0.2mg　葉5μg（1人分）

材料＜2人分＞
- 白いごはん …… 300g

汁物 にらと干しえび、えのきのみそ汁

42kcal　塩分1.2g　カ85mg　鉄1.1mg　葉71μg（1人分）

材料＜2人分＞
- にら …… 1/2束
  - ：3cm幅に切る
- 干しえび …… 6g
- えのきたけ …… 小1袋
  - ：石づきを落とし、長さ半分に切る
- みそ …… 大さじ1
- A
  - 水 …… 1と1/2カップ
  - 昆布 …… 2cm角

作り方
1. 鍋にAを入れて中火にかけ、沸いたらえのきを入れ、ひと煮する。みそをとき入れ、にらと干しえびを加えてさっと煮る。

副菜 かぶの即席漬け

16kcal　塩分0.2g　カ75mg　鉄0.6mg　葉52μg（1人分）

材料＜2人分＞
- かぶ …… 1個
  - ：皮をむき縦半分に切り、薄切り
- かぶの葉 …… 1個分
  - ：小口切り
- 塩 …… 小さじ1/6
- すりごま（白）…… 大さじ1/2

作り方
1. ボウルにかぶとかぶの葉、塩を入れて軽くもみ、10分おく。水気をしぼり、器に盛り、ごまをふる。

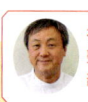

社会福祉法人聖母会 聖母病院産婦人科 部長　樋口泰彦

ドクターおすすめPOINT

妊婦さんは胎盤のホルモンの影響で腸の動きがにぶくなり、必然的に便秘になりがち。薬でなく食事で改善できるよう、食物繊維の多いごぼうやしらたきを摂るのは非常によいと思います。カルシウムが豊富なかぶの葉を、簡単に食べられるのもいいですね！ また、妊娠中は嫌いな食材は無理せず、好きなものから選んで食べられれば十分ですよ。

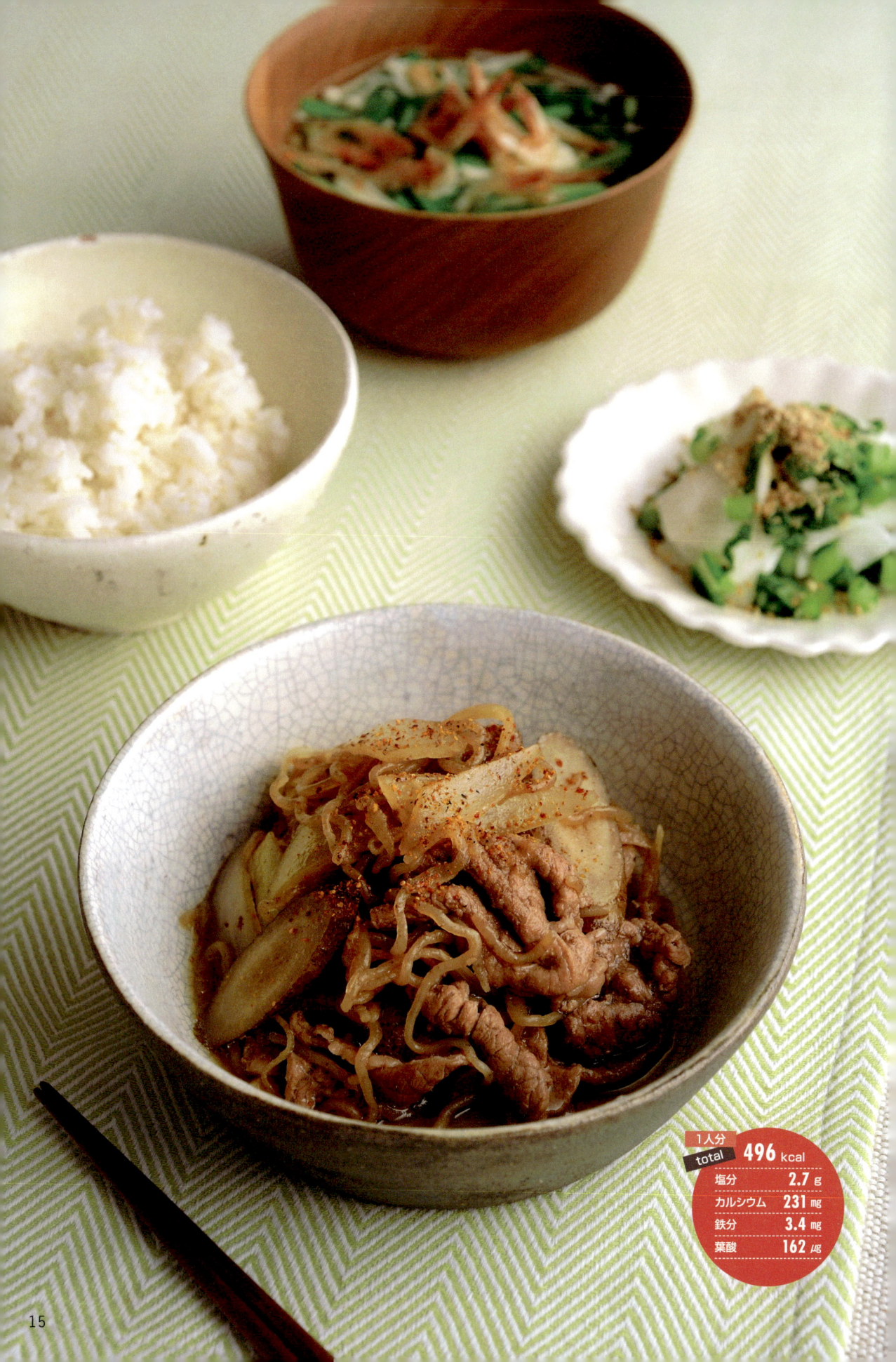

1人分	
total	**496** kcal
塩分	**2.7** g
カルシウム	**231** mg
鉄分	**3.4** mg
葉酸	**162** μg

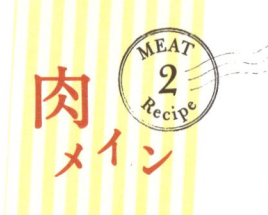

肉メイン **MEAT 2 Recipe**

定番！豚のしょうが焼き定食

みんな大好き、豚のしょうが焼きを食べる際は意識して野菜も摂って、よりヘルシーに。
アスパラガスは葉酸が多く摂れる野菜。ほんのり甘いごまと豆腐の白あえでいただきます。
これにだし要らず、包丁要らず！　の即席みそ汁を合わせた簡単で大満足のセットです。

主菜　豚のしょうが焼き

178kcal　塩分1.4g　カ39mg　鉄0.7mg　葉63μg（1人分）

材料＜2人分＞

豚もも薄切り肉 …… 130g
　：3等分に切る
薄力粉 ………… 小さじ1
油 …………… 大さじ½

つけあわせ用の野菜
切って器に盛りつけておく
キャベツ …… ⅛個（約150g）
　：千切り
トマト ……………… ½個
　：くし切り

A ｛
しょうが ……… 小さじ1
　：すりおろす
しょうゆ ……… 小さじ2
砂糖 …………… 小さじ½
酒 ……………… 大さじ1
｝
：合わせておく

B ｛
しょうゆ ……… 小さじ1
酢 ……………… 大さじ1
砂糖 …………………… 少々
｝
：合わせておく

※Bの代わりにポン酢（市販）小さじ1でもOK。

作り方

1. バットに薄力粉の半量をふり豚肉を広げてのせ、残りの粉を上からふる。フライパンに油をひき、豚肉を焼く。片面に焼き色がついたら、裏もさっと焼き、取り出す。

2. フライパンにAを入れ、半量になるまで煮詰める。1の豚肉を戻し、両面にさっとからめ皿に盛りつける。食べる直前にキャベツにBまたはポン酢をかける。

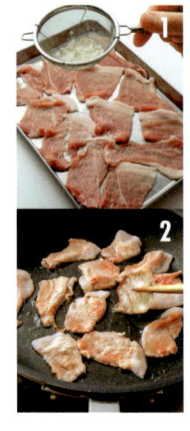

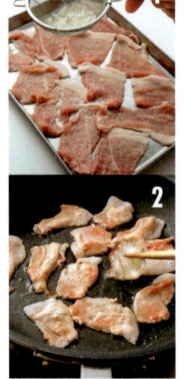

副菜　アスパラの白あえ

95kcal　塩分0.6g　カ188mg　鉄1.3mg　葉101μg（1人分）

材料＜2人分＞

アスパラガス ………… 3本
　（太いもの。約100g）

A ｛
木綿豆腐 …………… ⅕丁
ねりごま（白）… 大さじ1
塩 ……………… 小さじ⅕
砂糖 …………… 小さじ½
スキムミルク
　…… 大さじ1と½（9g）
｝
：ボウルにすべてまぜ、あえ衣を作っておく

いりごま（白）…… ひとつまみ
（あれば）

作り方

1. アスパラガスは下のかたい部分を切り落とし、下から⅓の皮をピーラーでむいてさっとゆでる（約2分）。ざるにあげ、粗熱がとれたら3cm幅に切り、Aの衣とよくあえて器に盛り、最後にごまをふる。

※アスパラガスのかわりに、ほうれん草や水菜で同様に作ってもおいしい。

主食　ごはん

252kcal　塩分0g　カ5mg　鉄0.2mg　葉5μg（1人分）

材料＜2人分＞

白いごはん ………… 300g

汁物　わかめとレタスのみそ汁

29kcal　塩分1.3g　カ77mg　鉄0.9mg　葉29μg（1人分）

材料＜2人分＞

カットわかめ …… 小さじ2
レタス ……… 3枚（約60g）
　：ひと口大にちぎる
みそ …………… 大さじ1弱
水 …………… 1と½カップ
煮干しの粉 ……… 大さじ1

作り方

1. レタス、わかめをお椀に入れておく。鍋に湯を沸かし、みそをとき入れる。仕上げに煮干し粉を入れ、ひとまぜして具材の入ったお椀に注ぐ。

さいたま市立病院　産婦人科　部長　福井谷達郎

ドクターおすすめPOINT

レタスとアスパラの葉酸、白あえの豆腐からは鉄分が摂れ、よい組み合わせだと思います。葉酸は妊娠初期に摂ると神経管閉鎖障害の予防になります。当院では鉄分より葉酸が足りない「葉酸欠乏性貧血」の方も多く、積極的に摂りたいですね。しょうがの辛みは味のアクセントになって減塩・減糖につながり、また食欲を増進させ発汗・殺菌効果もあります。

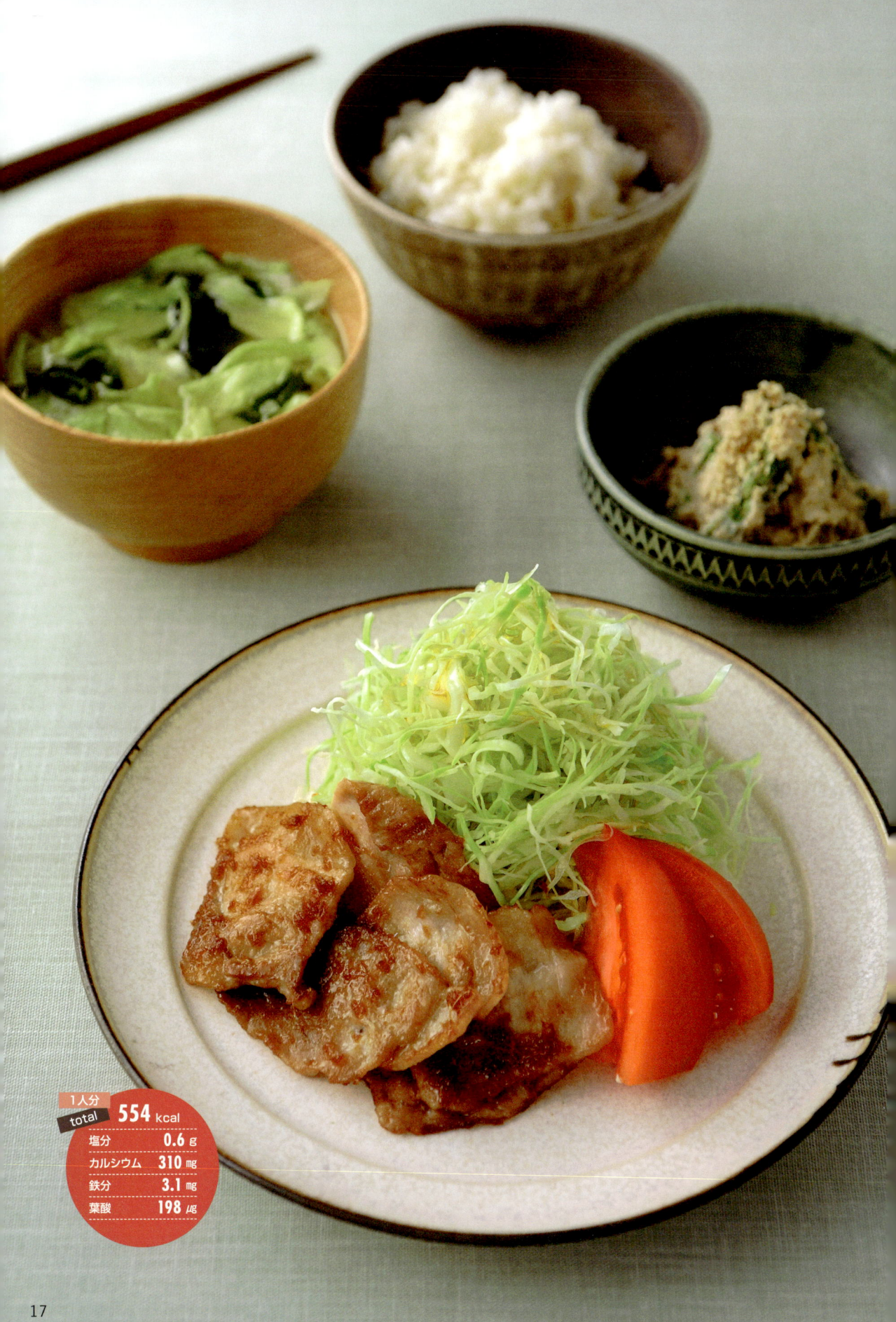

1人分 total	**554** kcal
塩分	0.6 g
カルシウム	310 mg
鉄分	3.1 mg
葉酸	198 µg

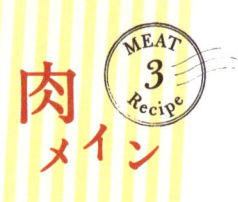

肉メイン MEAT 3 Recipe

ごちそうアボカドチキン定食

見た目は洋食屋さん風の豪華さなのに、帰宅後にさっと作れる、らくらく時短メニュー。
皮なしの鶏をグリルで焼くので、カロリー控えめなのも嬉しい。
小松菜ごはんとスープでカルシウム不足も補えます！

主菜 グリルチキン アボカドソース

225kcal　塩分1.3g　カ35mg　鉄1.8mg　葉137μg（1人分）

材料＜2人分＞

- 鶏もも肉（皮なし） … 160g
  :2等分に切る

鶏の下味
- 酒 … 小さじ1
- 塩 … 小さじ1/6
- こしょう（黒） … 少々

- サニーレタス … 4枚
  :ちぎる
- 赤ピーマン … 1/2個
  :半分に切る

アボカドソース
- アボカド … 1/2個
  :つぶす
- A
  - 玉ねぎのみじん切り … 大さじ1/2
  - 塩 … 小さじ1/6
  - こしょう … 少々
  - レモン汁 … 大さじ1
  :すべてまぜる

マスタードドレッシング
- B
  - 粒マスタード … 小さじ1/2
  - 塩・こしょう（黒） … 各少々
  - 酢 … 小さじ1
  - オリーブ油 … 小さじ1
  :すべてまぜる

- セルフィーユ（飾り用） … あれば適宜

作り方

1. 鶏もも肉に下味の材料をまぶす。サニーレタスは水につけばりっとさせ、水気をふいて皿に盛る。アボカドはよくつぶしながら残りの材料をまぜて**A**のソースを作り、**B**のマスタードドレッシングも材料を合わせる。

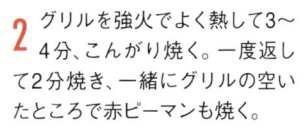

2. グリルを強火でよく熱して3～4分、こんがり焼く。一度返して2分焼き、一緒にグリルの空いたところで赤ピーマンも焼く。

3. 鶏の粗熱がとれたらひと口大に切り、赤ピーマン、サニーレタスとともに盛りつける。アボカドソースをかけセルフィーユを飾り、ドレッシングをレタスにかける。

※牛ヒレ肉（輸入）150gでも同様に作れます（カロリーは変更なし）。

主食 小松菜めし

256kcal　塩分0.3g　カ56mg　鉄1mg　葉38μg（1人分）

材料＜2人分＞

- 小松菜 … 60g（約2株）
- 温かい白ごはん … 300g
- 塩 … 小さじ1/6

作り方

1. 小松菜は5mm幅に切り、塩をふって少しおく。水気をしぼり、温かい白ごはんにさっくりまぜる。

汁物 いろいろ野菜の クリーミースープ

143kcal　塩分1.2g　カ137mg　鉄1.1mg　葉52μg（1人分）

材料＜2人分＞

- ミックスベジタブル（冷凍） … 100g
- 大豆（ゆで・缶詰またはドライパック） … 50g
- 玉ねぎ … 1/2個
  :1cm角に
- コンソメスープの素（固形） … 1/2個
- 水 … 1と1/2カップ
- スキムミルク … 大さじ3（18g）
- 水とき片栗粉 … 片栗粉小さじ1＋水小さじ2
- 塩 … 小さじ1/6
- こしょう（黒） … 各少々

作り方

1. 小鍋に分量の水とコンソメを入れて熱し、沸騰したら大豆と冷凍のままのミックスベジタブル、玉ねぎを入れて6～7分煮る。

2. スキムミルクを入れてまぜ、水とき片栗粉でとろみをつけて塩、こしょうをする。

財団法人神奈川県警友会 けいゆう病院　産婦人科 部長　中野眞佐男

ドクターおすすめPOINT

グリルチキンの香ばしい香りが食欲を引き出してくれます。皮をのぞいてあるので、安心してお召し上がりください。特に妊婦さんに必要な葉酸やカルシウムが「いろいろ野菜のクリーミースープ」に入るスキムミルクでしっかりと補われています。野菜はこの1食で10種も摂れる、バランスのよいメニューだと思います。

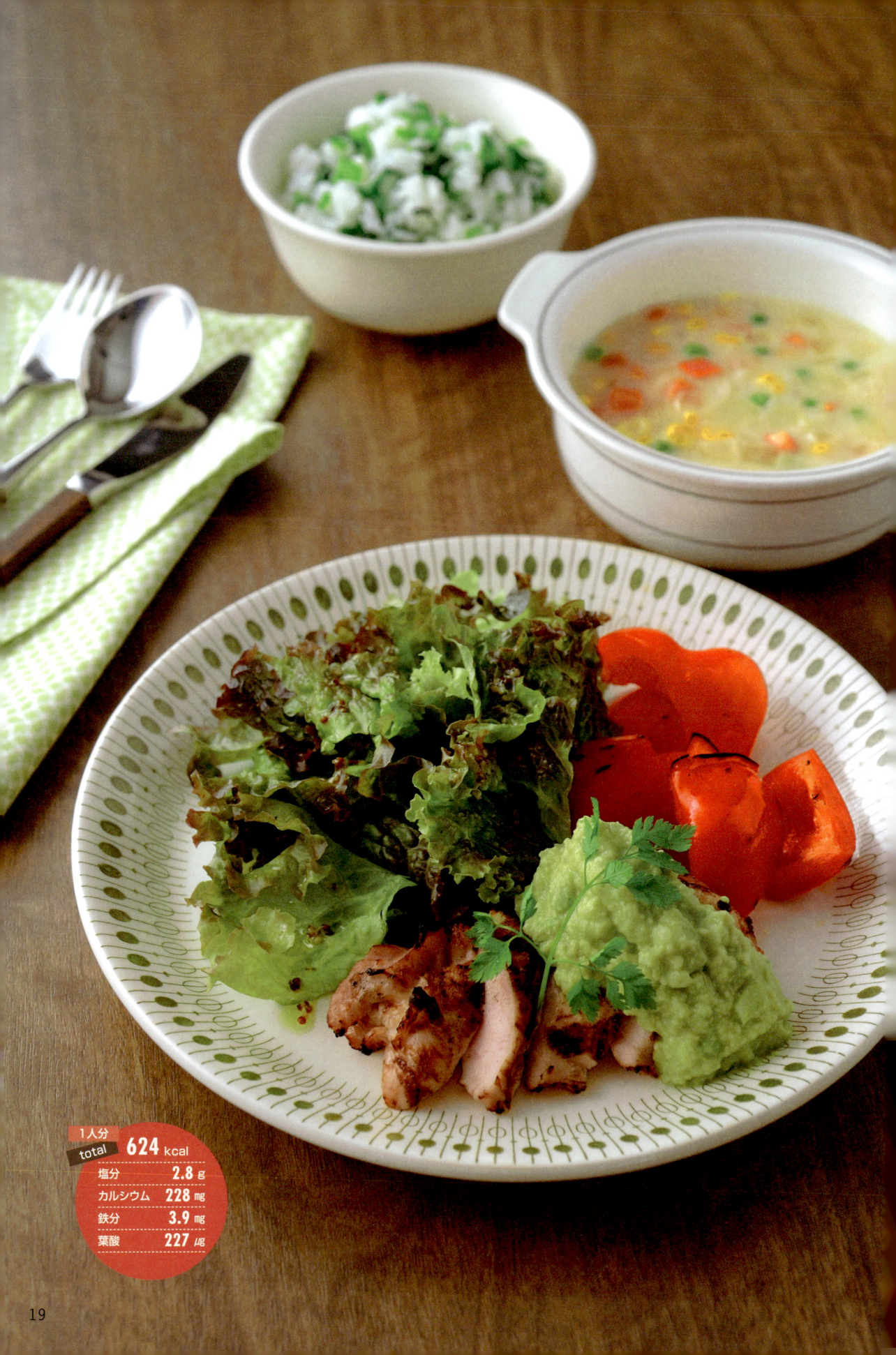

1人分	
total	**624** kcal
塩分	**2.8** g
カルシウム	**228** mg
鉄分	**3.9** mg
葉酸	**227** µg

肉メイン メインおかずのバリエーション

肉のおかずのバリエーションレシピ4種。
気になるカロリーは抑え、必要な栄養はきちんと摂れる自信作です。
野菜の副菜と組み合わせれば、1回の食事だけでも野菜たっぷり！

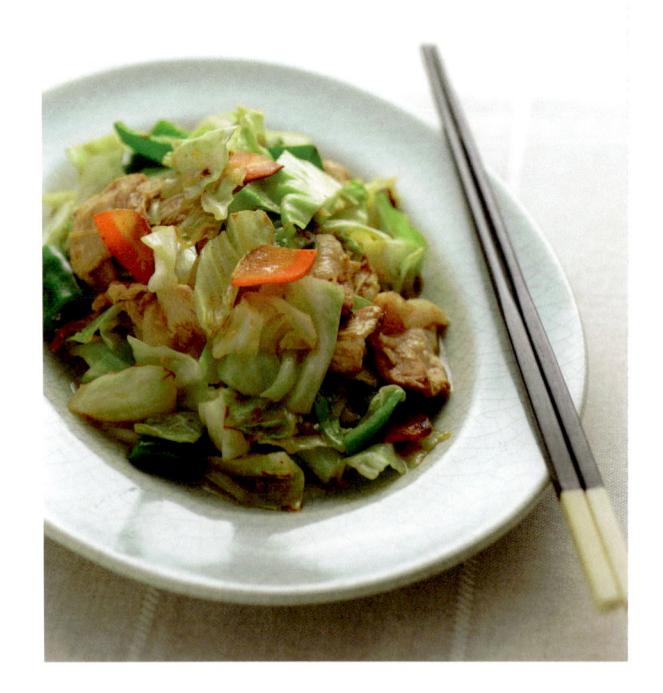

主菜 野菜の旨みが存分に味わえる時短おかず
みそ風味即席炒め

179kcal　塩分1.5g　カ72㎎　鉄1.1㎎　葉113㎍（1人分）

材料＜2人分＞

豚もも薄切り肉 …………… 6枚（100g）
：ひと口大に切る
下味
酒 ………… 小さじ1
塩 ………… 少々
片栗粉 ………… 小さじ½

キャベツ ………… ¼個（250g）
：ざく切り

にんじん ………… ¼本
：いちょう切り
ピーマン ………… 2個
：4つ割りにし2cm幅に切る
しょうが ………… ½かけ分
：千切り

A｜ みそ ………… 大さじ1
　｜ 酒 ………… 大さじ1
　｜ 塩 ………… 少々
ごま油 ………… 大さじ½

作り方

1. 豚肉に下味の材料をからめておく。フライパンに油を熱し、豚肉の両面を焼いてから、にんじん、ピーマン、キャベツの順に入れて炒める。
2. しょうがを加えてまぜ、Aもすべて加えてさっと炒める。

主菜 さっぱり和風味でお弁当にも
ひじき入りハンバーグ

227kcal　塩分1.2g　カ257㎎　鉄3.7㎎　葉127㎍（1人分）

材料＜2人分＞

A｜ 鶏ひき肉 ………… 120g
　｜ 木綿豆腐 ………… ⅒丁（30g）
　｜ 塩 ………… 少々
　｜ こしょう ………… 少々
　｜ しょうが ………… ½かけ分
　｜ ：すりおろす
　｜ しょうゆ ………… 大さじ½
　｜ スキムミルク
　｜ 　………… 大さじ1と½（9g）

B｜ 長ねぎ ………… ½本
　｜ ：粗みじん切り
　｜ ひじき（生・缶詰）…… 40g
　｜ いりごま（白）…… 大さじ1
ごま油 ………… 大さじ½
酒 ………… 大さじ1
ほうれん草（冷凍）…… 120g
大根（おろしたもの）… 5cm分
酢 ………… 小さじ1

作り方

1. ボウルにAを入れ粘りがでるまでよくまぜる。Bも加えてさっとまぜ、2等分に分けて小判形に丸める。
2. フライパンに油を熱し、1を入れきれいな焼き色がついたら火を弱めて2～3分焼く。裏返して火を強めて、酒とほうれん草を入れる。ふたをして再度火を弱めて3～4分蒸し焼きにする。
3. ハンバーグを器に盛る。ほうれん草に大根おろしと酢をまぜて、一緒に添える。

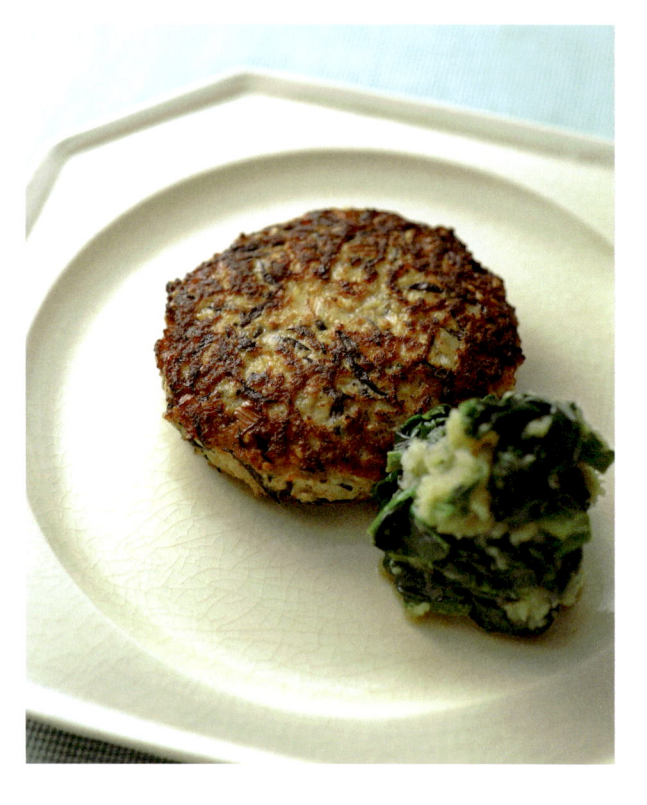

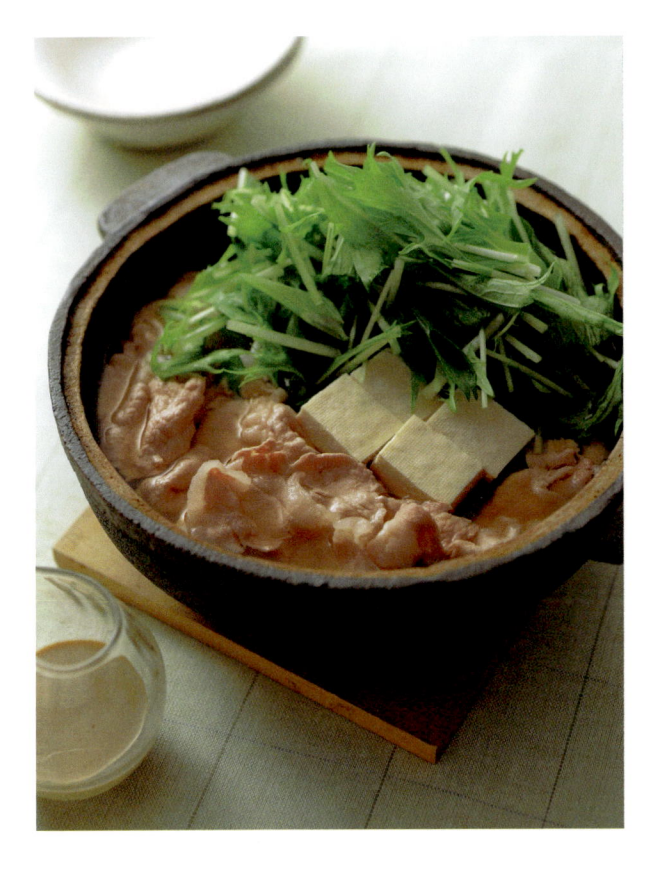

主菜 ○ 葉酸たっぷりの小鍋で体を芯から温めて
水菜と豆腐のさっぱり豚しゃぶ

253kcal 塩1.4g カ255mg 鉄2.4mg 葉140μg(1人分)

材料＜2人分＞

豚肉(しゃぶしゃぶ用)‥100g
木綿豆腐 ………… 1/3丁
　:4等分に切る
水菜 ……………… 100g
　:長さ3cmに切る
わけぎ ……… 1パック(90g)
　:斜めに3cmに切る

A ┌ めんつゆ(3倍濃厚)
　│　………… 大さじ1
　└ 水 ……… 500〜600mℓ

B ┌ ねりごま(白) … 小さじ2
　│ しょうゆ …… 小さじ1
　│ 砂糖 ……… 小さじ2/3
　│ 酢 ………… 小さじ2
　└ 一味唐辛子 …… 適宜
　:この順番通りにまぜておく

作り方

1 鍋にAを入れて温め、肉を1枚ずつ入れてざるにとる。
※湯気がゆらゆら立つスープ(約70度)でさっとくぐらせると、やわらかいまま味わえます。

2 1の鍋にあくが出たらとり、豆腐とわけぎの軸を入れて少し煮てから、最後にわけぎの葉と水菜、1の肉を入れてさっと煮る。Bをつけていただく。
※水菜は春菊やにら、豆苗などの葉物にかえてもOK。

主菜 ○ 炒め物と言えば、の定番。疲労時にも
スタミナ！レバニラ炒め

191kcal 塩分1.5g カ46mg 鉄5.3mg 葉378μg(1人分)

材料＜2人分＞

鶏のレバー・ハツ
　……… 2〜3個分(140g)
塩 ……………………… 少々
A ┌ にんにく …… 小さじ1/2
　│　:すりおろす
　└ しょうが …… 小さじ1
　　:すりおろす
もやし ………………… 1袋
　:水気をよくふく
にら …………… 1束(100g)
　:3cmに切る

ごま油 ………… 小さじ1
　:まぜておく
B ┌ オイスターソース
　│　………… 大さじ1/2
　│ しょうゆ … 大さじ1/2
　│ 酢 ………… 小さじ1
　│ 酒 ………… 大さじ1
　│ 片栗粉 …… 小さじ1/2
　└ こしょう ……… 少々
　:まぜておく

作り方

1 レバーはそぎ切り、ハツは半分に切る。流水でよく洗い、水気をふいて塩をふる。

2 フライパンに油を熱し、1を入れ両面をじっくりと焼く。Aを入れ香りが立ってきたら、もやしを入れて炒めてからにらを入れてひとまぜし、Bを加えてさっと炒め合わせる。
※にらはピーマンにかえても。

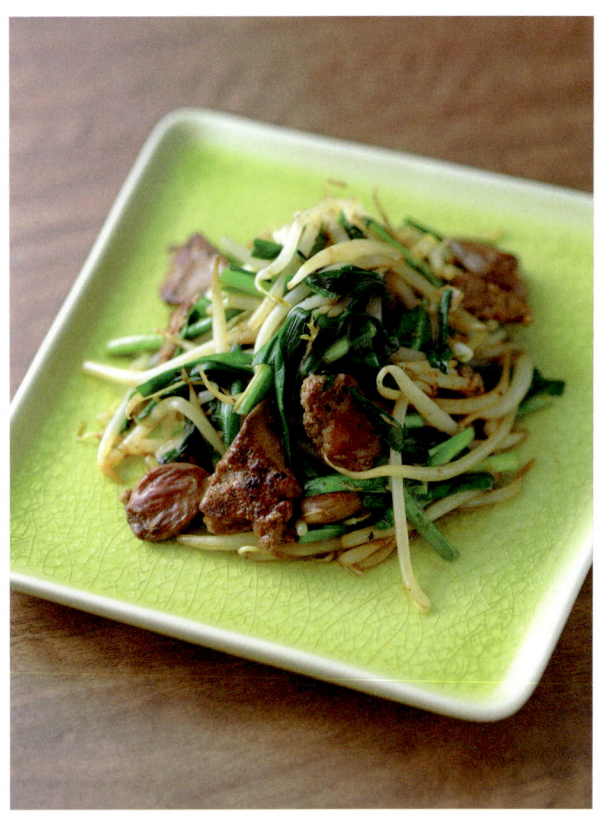

副菜のバリエーション

肉メイン

メインおかずに肉を使う場合はヘルシーなヒレやもも、鶏は皮なしを選び、1食で約60gに抑えたいところ。野菜やきのこ、海藻を使ったボリュームのある副菜と組み合わせて、物足りなさをカバー！

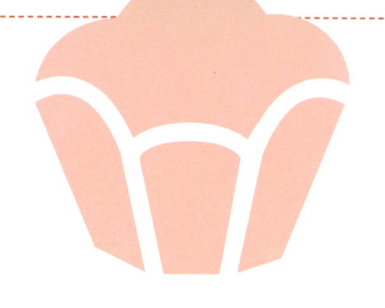

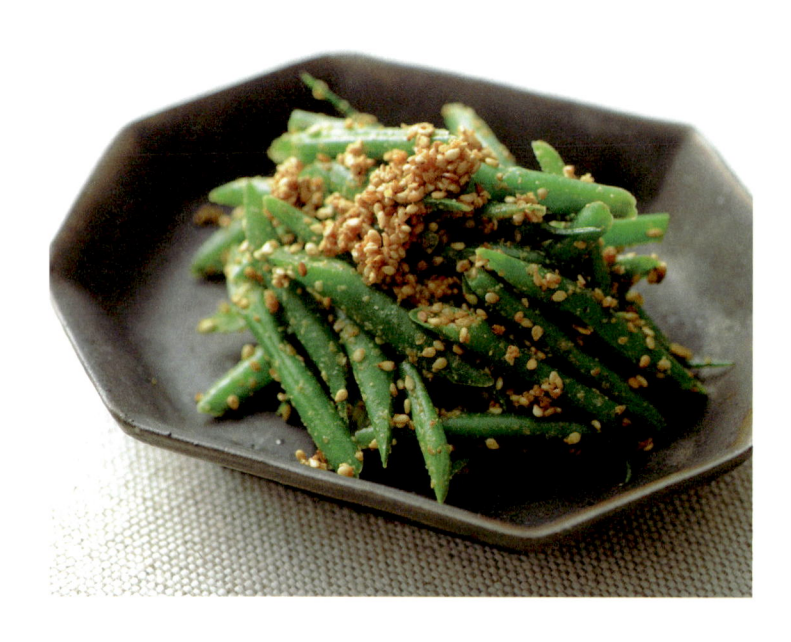

副菜　定番ながらカルシウム＆葉酸豊富！
いんげんのごまあえ

54kcal　塩分0.4g　カ102mg　鉄1.1mg
葉40μg（1人分）

材料＜2人分＞

- さやいんげん ……………………130g
  :すじを取る
- A
  - すりごま(白) …………………大さじ2
  - しょうゆ ………………………小さじ1
  - 砂糖 ……………………………小さじ⅓
  :ボウルに合わせておく

作り方

1. いんげんは塩ゆでし（3〜4分）、ざるに取る。粗熱がとれたら斜め3cm幅に切り、Aであえる。

※スナップえんどうで作ってもOK。

副菜　甘めの衣とねぎの辛味が相性抜群
わけぎの酢みそあえ

61kcal　塩分0.6g　カ88mg　鉄0.6mg
葉68μg（1人分）

材料＜2人分＞

- わけぎ ……………………1束（120g）
- A
  - 酢 ………………………………大さじ1
  - 甘みそ …………………………大さじ1
  - 砂糖 ……………………………小さじ1
  - スキムミルク ………大さじ1と½（9g）
  :まぜておく

作り方

1. 鍋に湯を沸かし、わけぎを根元から入れしんなりするまでゆでる。ざるにあげ、粗熱が取れたら3cm幅に切りAであえる。

※ブロッコリーでも同様に作れます。

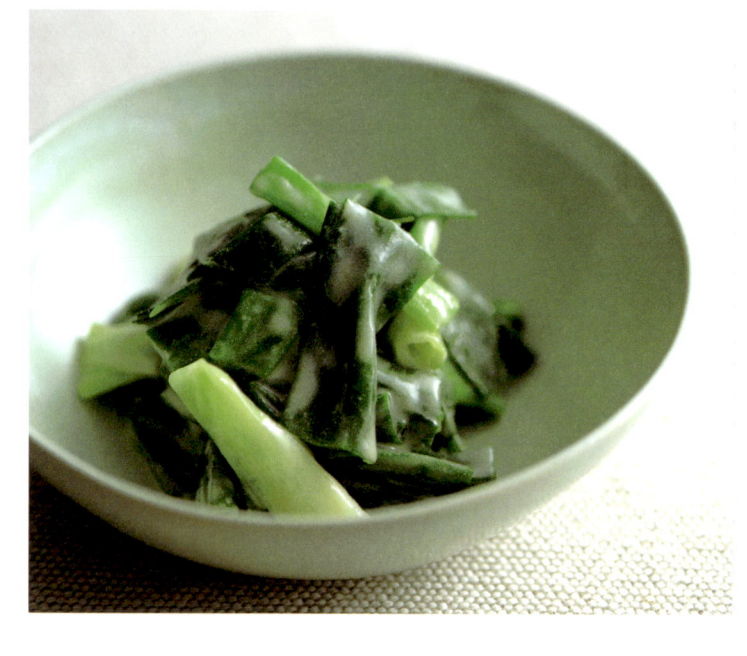

22

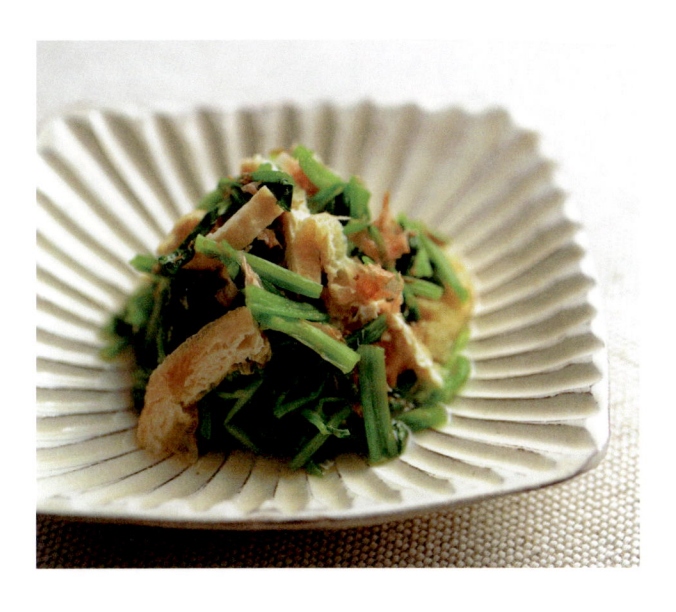

副菜 お浸しの汁を残せば、さらに塩分カット
油揚げとせりのおひたし

40kcal　塩分0.4g　カ37mg　鉄1mg　葉48μg（1人分）

材料＜2人分＞
せり ……………………………………… 1束
：2cm幅に切る
油揚げ …………………………………… ½枚
A ┌ かつお節 ……………………… ふたつまみ
　├ 塩 ……………………………… 小さじ⅙
　└ 水 ……………………………… 大さじ3

作り方
1. 油揚げは下ゆでして水気を切り、2cm幅に細く切る。小鍋に油揚げとAを入れて少し煮て、せりも加えてさっと煮る。

※せりのかわりに小松菜や、春菊でも作れます。

副菜 時短レシピながら旨みとコク豊か
カリフラワーと枝豆のカレーピクルス

97kcal　塩分0.5g　カ30mg　鉄0.9mg　葉104μg（1人分）

材料＜2人分＞
カリフラワー …………… ⅙株（120g）
：小房に切る
冷凍枝豆（さや付き） …………… 120g
：表示通り解凍し、さやを外す
玉ねぎ（みじん切り） …………… 大さじ½
塩 ………………… 小さじ⅙
はちみつ ……… 小さじ1
酢 ………………… 小さじ2
カレー粉 ……… 小さじ½
オリーブ油 …… 小さじ2

作り方
1. 先に玉ねぎに塩をしておく。すべての材料を保存容器に入れ、よく振る。

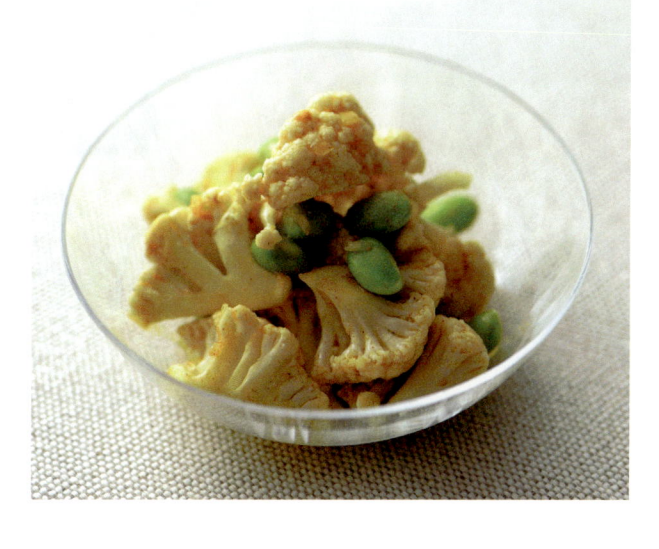

副菜 さっぱり塩味の中華風炒め物
茎にんにくと桜えびの塩炒め

49kcal　塩分0.3g　カ51mg　鉄0.3mg　葉50μg（1人分）

材料＜2人分＞
茎にんにく ……………… 70g
：3cm幅に切る
玉ねぎ ………………… ¼個
：くし形に切り斜め半分に
塩 ……………… 小さじ⅒
ごま油 ………… 小さじ1
桜えび ………… 大さじ½
しょうがの薄切り
　………………… 3枚分
：千切りに

作り方
1. フライパンに油を熱し（中火）、茎にんにくを炒める。途中で塩をふり、表面にシワが寄るまでよく炒め、玉ねぎも入れて透き通るまで炒める。最後に桜えびとしょうがを加え、さっと炒める

※茎にんにくのかわりにいんげんで作っても。

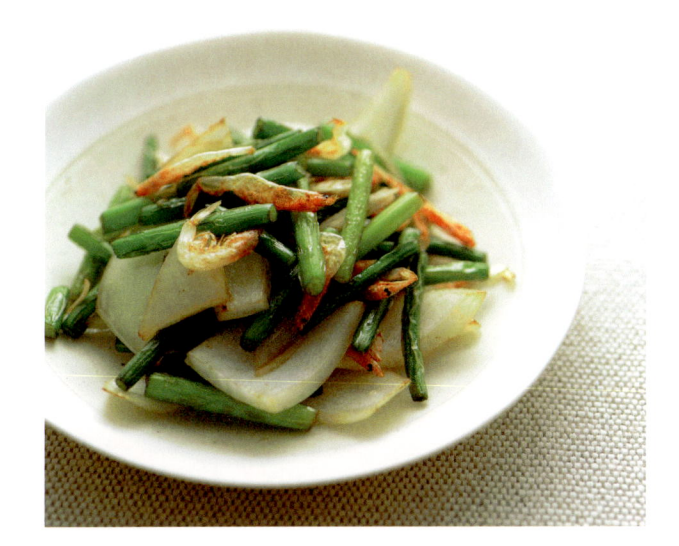

肉メイン ごはんと汁もののバリエーション

ごはんは白いごはんでもいいですが、カルシウムや鉄分を含むまぜごはんにすれば、肉に足りない栄養が手軽に補えます。
汁物があると満足感アップ。できるだけ作りましょう。

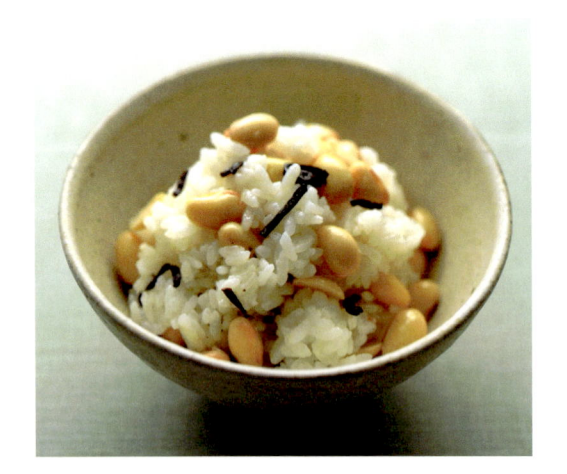

主食 まめ昆布ごはん
握って「おかず兼用おにぎり」としても。

345kcal　塩分0.5g　カ48mg　鉄1.3mg　葉25μg（1人分）

材料＜2人分＞
- 温かい白ごはん……300g
- 大豆（ゆで・缶詰またはドライパック）……100g
  ※いり大豆・乾でもOK。
- 塩昆布……6g
  :きざむ

作り方
1. ごはんに大豆と塩昆布をさっくりまぜる。
   ※いり大豆は始めから入れて炊き込み、最後に塩昆布だけまぜてもおいしい。

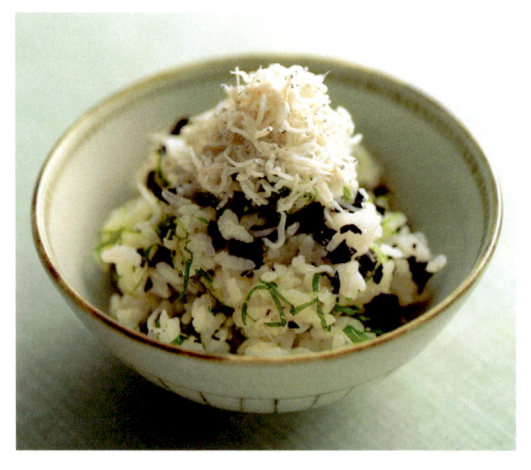

主食 しらす焼きのりごはん
カルシウム豊富！ お茶漬けにしても美味

264kcal　塩分0.3g　カ30mg　鉄0.4mg　葉38μg（1人分）

材料＜2人分＞
- しらす干し……大さじ3強(15g)
- 焼きのり……1枚
  :小さくちぎる
- 青じそ……5枚
  :千切り
- 温かい白ごはん……300g

作り方
1. しらす干しは熱湯でさっとゆで、ざるにあげて水気をきる。のり、青じそ、しらす干しの半量をごはんにまぜて器に盛り、残りのしらす干しは上に山高く盛りつける。

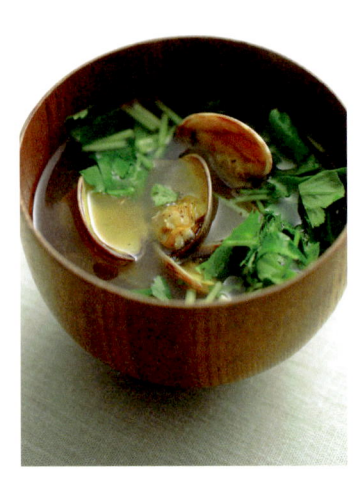

汁物 あさりと三つ葉のみそ汁
塩分控えめながらしっかりおいしい

17kcal　塩分1.1g　カ24mg　鉄1.2mg　葉9μg（1人分）

材料＜2人分＞
- あさり（殻付き・砂ぬき済み）……130g
- 三つ葉……5本
  :長さ1cm幅に切る
- みそ……大さじ½
- A ┌ 酒……小さじ1
　　└ 水……1と½カップ
- こしょう……少々

作り方
1. 小鍋にあさりとAを入れて強火にかけ、あさりが開きあくがでたらとり、火を止めて開いたあさりを取り出して椀に盛りつける。
2. 再び火をつけ、みそをとき入れて椀に注ぎ、上から三つ葉を散らし、こしょうをふる。

variation
しじみと貝割れ汁

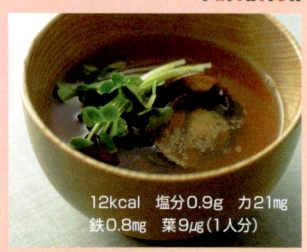

12kcal　塩分0.9g　カ21mg　鉄0.8mg　葉9μg（1人分）

作り方
1. 小鍋にしじみ殻付き100g、酒小さじ1、水1と½カップ入れて強火にかけ、あくが出たらすくう。火を止めしじみを椀に盛る。再び火にかけしじみの汁をしょうゆ小さじ2で調味し椀に注ぐ。3cm幅に切った貝割れを添え、山椒をふる。

汁物　野菜たっぷり、コンソメ風味のスープ
千切り野菜のスープ

43kcal　塩分1.3g　カ26mg　鉄0.2mg　葉31μg（1人分）

材料＜2人分＞

- キャベツ …………1枚
  :千切り
- セロリ …………1/3本
  :すじをとり、斜め薄切り
- 玉ねぎ …………1/4個
  :薄切り
- にんじん …………1/4本
  :斜め薄切りにして千切り
- オリーブ油 ……小さじ1
- A［コンソメスープの素
  　（固形）………1/4個
  　塩 …………小さじ1/3
  　こしょう …………少々
  　水 ………1と1/2カップ］

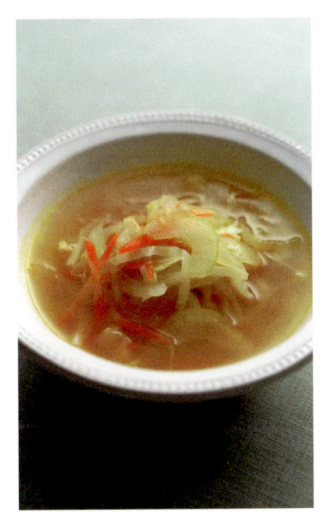

作り方

1. 小鍋に油を中火で熱し、玉ねぎ、にんじん、キャベツ、セロリの順に炒めAを加え、ふたをして2〜3分煮る。

汁物　中華でおなじみの青梗菜が意外なおいしさ
桜えびと青梗菜のみそ汁

31kcal　塩分1.3g　カ127mg　鉄1.3mg　葉64μg（1人分）

材料＜2人分＞

- 青梗菜 ………… 小2株
  :葉は1cm幅、軸は4つ割りにしてから1cm幅の細切り
- 桜えび ………… 大さじ1
- みそ ………… 大さじ1
- 昆布 ………… 2cm角
- 水 ………… 1と1/2カップ

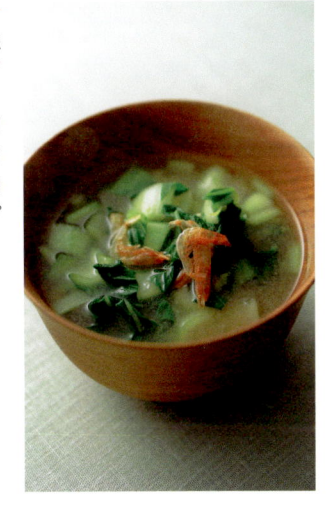

作り方

1. 小鍋に水と昆布を入れ中火にかけて温める。青梗菜を入れてひと煮し、みそをとき入れて桜えびを加え、さっと煮てお椀に盛る。

汁物　鶏のだしをしっかりきかせた葉酸スープ
モロヘイヤのスープ

65kcal　塩分1.3g　カ106mg　鉄0.5mg　葉105μg（1人分）

材料＜2人分＞

- モロヘイヤ ……1パック
  :葉のみつみ、みじん切り
- ささみ（若鶏）……1本(50g)
  :すじがあれば取り、そぎ切り
- にんにく ………小さじ1/2
  :すりおろす
- 油 …………小さじ1
- A［鶏ガラスープの素
  　 …………小さじ1/2
  　水 ………1と1/2カップ］
- 塩 …………小さじ1/3
- こしょう …………少々

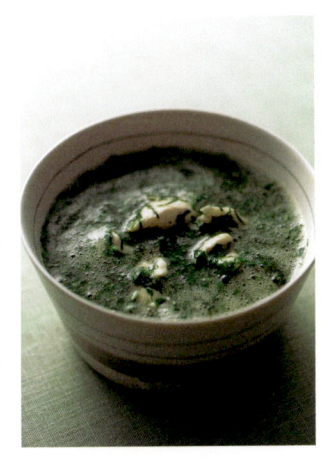

作り方

1. 小鍋に油とにんにくのすりおろしを入れて弱火にかける。香りが立ったらささみを入れて炒め、Aも加える。煮立ったらモロヘイヤを入れ塩、こしょうで味をととのえる。

汁物　見た目以上にこっくり濃厚な味わい
冷や汁

87kcal　塩分1.3g　カ120mg　鉄1.3mg　葉22μg（1人分）

材料＜2人分＞

- しそ …………5枚
  :ちぎる
- 木綿豆腐 ……1/3丁(100g)
  :1cm角に切る
- みょうが …………1個
  :縦半分に切り、薄切り
- A［ほたて貝柱水煮缶
  　（市販）………30g
  　ほぐす
  　すりごま(白)…大さじ1
  　湯 …………1/4カップ］
- みそ …………大さじ1
- 氷水 …………3/4カップ

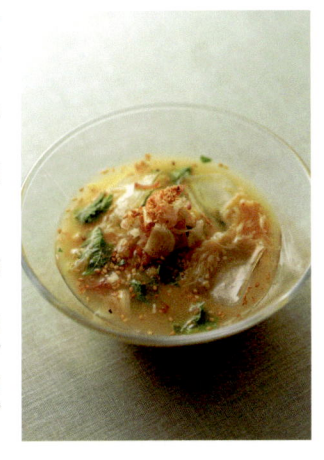

作り方

1. みそをアルミホイルに平らにのばし、トースターで香りが出るまで焼いてからAと合わせ、氷水もまぜる。
2. 器に豆腐、しそを入れ1を注ぎ、みょうがを盛る。

赤ちゃん誕生までの過ごし方と食生活のポイント

◇妊娠中のお役立ち情報参考サイト
「ベビカム」http://www.babycome.ne.jp/
「ウィメンズパーク」http://women.benesse.ne.jp/maternity/
「プレママタウン」http://www.premama.jp/

妊娠2～10か月の間の、体の変化と食事のポイントをまとめました。
自分を追い込みすぎず、かかりつけの病院の先生や助産師さんに相談しながらゆったりと過ごしましょう。
本書の各該当ページも参考に。

＜妊娠初期＞

2か月（4～7週）
- 月経が遅れて妊娠と気づく
- つわりの症状がでてくる
- 体がだるい

食事のポイント

神経管閉鎖障害のリスクを減らすために、葉酸を摂りましょう（P.8）

この時期のビタミンAの過剰摂取は、胎児に奇形を生じさせる可能性があるので注意を（鶏レバーなら1食50gぐらいを目安に）。

3か月（8～11週）
- つわりのピーク
- 尿回数が増える（P.50）
- 汗をよくかく・乳白色のおりものが増える

食事のポイント

つわりのときは水分補給をこまめに、食べたいものを（P.40）

4か月（12～15週）
- つわりが楽になり安定期に
- 胎盤が完成する

食事のポイント

バランスの良い食生活を（P.10）

不足がちになりやすいカルシウムを摂って（P.9）

＜妊娠中期＞

5か月（16～19週）
- おなかが目立ち始める
- 乳房が大きくなる
- 食欲が出てくる
- 便秘がちに

食事のポイント

便秘予防に食物繊維をたっぷり（P.40）

6か月（20～23週）
- 胎動をはっきり感じる
- おなかが目立つ
- 便秘や痔になりやすい
- 皮膚の色素沈着がみられる

食事のポイント

貧血予防のために鉄分を（P.9、50）。たんぱく質やビタミンCも一緒に。

過度なダイエットは禁物。

7か月（24～27週）
- 痔や静脈瘤、貧血が起きやすい
- 足がむくみやすくなる
- おなかがかゆくなる

食事のポイント

早産予防のためにもビタミン・ミネラルが不足しないように（P.8、10）

塩分や脂肪、糖分を摂りすぎないように。

＜妊娠末期＞

8か月（28～31週）
- おなかが張りやすくなる
- 腰痛になる
- 妊娠線が見られる
- 食欲不振や動悸、息切れが起きる

食事のポイント

食欲のないときは分食（1食の量を減らし、回数を増やす）で対応。

9か月（32～35週）
- おりものが白っぽく、量が増える
- こむらがえりが起きる
- 初乳が出ることも
- 尿もれしやすくなる（P.50）

食事のポイント

バランスのよい食生活で、引き続き体重管理を（P.10）

10か月（36～39週）
- 食欲が回復
- 頻尿になる（P.50）
- 子宮収縮が不規則に

食事のポイント

葉酸・鉄分・カルシウムを続けて摂って、産後の体作りと母乳の質アップを目指しましょう。

Part 2

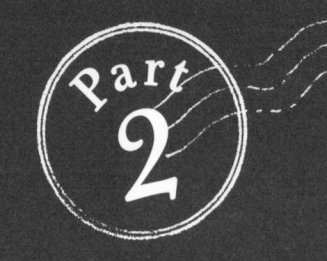

魚メインの定食

刺身も塩焼きも、鮮度のよい魚を選ぶのがおいしく食べる秘訣。
メインを魚のおかずにすれば副菜には何を選んでも自由ですが、
ブロッコリーなど緑の野菜や、海藻を使えば葉酸を補えます。
塩焼きを食べる際は大根おろしをたっぷり添えて野菜アップ！
ツナ缶やさけ缶の缶詰ストックがあれば手軽に摂れます。

魚メイン FISH 1 Recipe あじの南蛮サラダ定食

メインには値段がお手頃なあじを使用。買ってお店で3枚おろしにしてもらえばラクラク！
薄く衣を付けて焼き、甘酸っぱい南蛮だれに浸け込みます。冷蔵庫で2日程度保存も可能。
大根の副菜も作りおきができるので、遅くなりそうな日にはもってこいの、便利な献立です。

主菜　あじの南蛮サラダ

167kcal　塩分1.2g　カ49mg　鉄1.1mg　葉34μg（1人分）

材料＜2人分＞

- あじ ………… 2尾分（160g）
  - ：3枚におろす
- 酒 …………… 小さじ1
- 薄力粉 ……… 小さじ1
- 油 …………… 小さじ1
- 玉ねぎ ……… ½個
  - ：縦半分に切り、繊維に直角に薄切り
- にんじん …… 4cm分
  - ：薄切りにして千切り

A
- しょうゆ …… 大さじ1
- 酢 …………… 大さじ2
- 砂糖 ………… 小さじ1
- 昆布 ………… 2cm角

- サラダ菜 …… 5〜6枚
  - ：水につけ、ぱりっとさせてから水気をふく

作り方

1. あじに酒をまぶす。鍋に**A**を入れて煮立たせ、玉ねぎとにんじんを加えひとまぜし、火からおろす。
2. **1**のあじの水気をペーパーでふき、茶こしで薄く薄力粉をふる。フライパンに油を入れて中火で熱し、両面をこんがりと焼き、熱いうちに**1**の野菜の漬け地に漬け込む。
3. サラダ菜を器に盛り、**2**を盛りつける。

※漬けてすぐはもちろん、時間が経ってもおいしいので作りおきできます。さけの切り身60gや豚肉（しゃぶしゃぶ用かヒレ）・鶏もも肉50〜60gでも代用可。

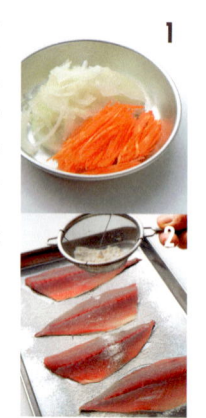

副菜　大根はちみつ漬け

19kcal　塩分0.2g　カ12mg　鉄0.1mg　葉17μg（1人分）

材料＜2人分＞

- 大根 ………… 100g
  - ：長さ3cm×幅1cmの太めの拍子木切りに

A
- 塩 …………… 小さじ⅙
- はちみつ …… 小さじ1
- 赤唐辛子 …… 2〜3個
  - ：輪切り

作り方

1. 拍子木切りにした大根を**A**であえてしんなりさせる。

※浸けて10分経った頃からがおいしい。冷蔵庫で2〜3日は保存可能。

主食　ジンジャー枝豆ごはん

293kcal　塩分0g　カ24mg　鉄0.8mg　葉82μg（1人分）

材料＜2人分＞

- 枝豆（冷凍・さや付き）‥100g
  - ：正味50g
- しょうが（薄切り）…… 5枚分
  - ：細い千切りに
- 温かい白ごはん …… 300g

作り方

1. ごはんを普通に炊く。炊き上がったら枝豆をのせてふたを閉め5分蒸らす。しょうがの薄切りを細い千切りにして、食べる直前にさっくりとまぜる。

汁物　小松菜と玉ねぎのみそ汁

37kcal　塩分1.3g　カ95mg　鉄1.8mg　葉62μg（1人分）

材料＜2人分＞

- 小松菜 ……… ½束
  - ：2cm幅に切る
- 玉ねぎ ……… ¼個
  - ：薄切り
- みそ ………… 大さじ1強
- かつお節 …… ひとつまみ
- 水 …………… 1と½カップ
- 昆布 ………… 2cm角

作り方

1. 鍋に水と昆布を入れ、沸いてきたら玉ねぎを入れ3分煮る。小松菜を入れてからみそをとき入れ、かつお節を加えてさっと煮る。

医療法人社団　中林病院　副院長　中林 章

ドクターおすすめPOINT

あじ、いわし、さば、ぶり、まぐろ、さんまなど脂ののった魚には、コレステロールの低減や肥満の抑制に有効なDHAという成分が多く含まれています。赤ちゃんの脳や網膜の発達に欠かせない脂質です。ただ、とりすぎはよくなく摂取カロリー全体の20-30％が望ましいです。

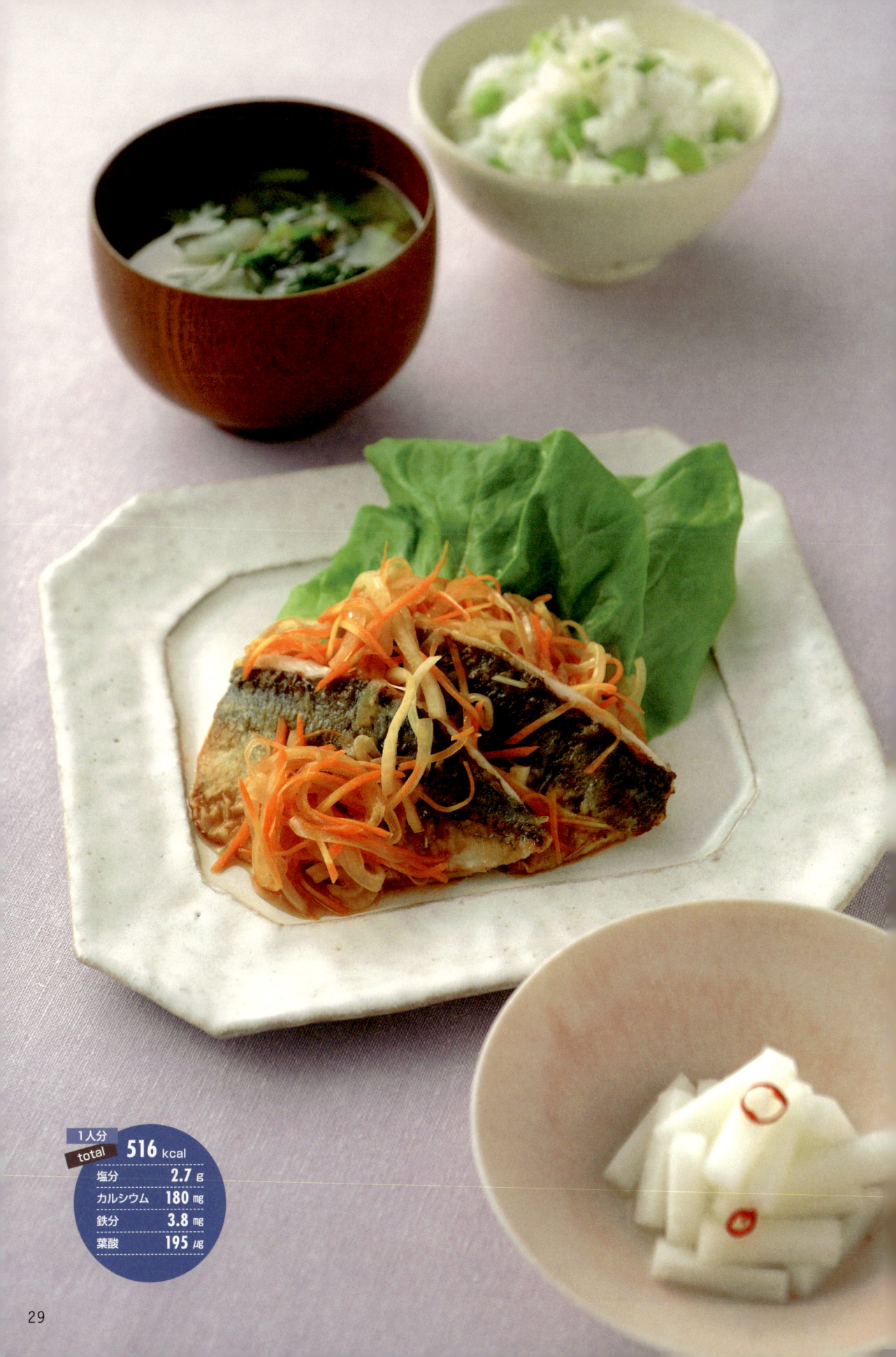

1人分	
total	**516** kcal
塩分	**2.7** g
カルシウム	**180** mg
鉄分	**3.8** mg
葉酸	**195** µg

魚メイン FISH 2 Recipe

たらのクリームソテー定食

味わいたっぷり、濃厚な魚の洋風ソテーですが実はクリームにひと工夫。おいしさとともに、妊娠中に必要な栄養もきちんと摂れるように考えてあります。かぼちゃにのせたチーズでカルシウムもしっかり補強。白パンでなく、くるみ入りの胚芽パンを合わせてこれで完璧!

主菜　たらのクリームソテー

190kcal　塩分1.4g　カ154mg　鉄1.3mg　葉107μg（1人分）

材料＜2人分＞
- たら（真だら切り身） ……… 2切れ（160g）
- 酒 ……… 小さじ1
- こしょう ……… 少々
- 薄力粉 ……… 小さじ1
- オリーブ油 ……… 大さじ½
- 玉ねぎ ……… ½個
  :縦半分に切り、繊維に直角に薄切り
- にんにく ……… ½片分
  :薄切り
- マッシュルーム ……… 3個
  :薄切り
- A
  - 塩 ……… 小さじ⅓
  - 無調整豆乳 ……… ½カップ
  - 白こしょう ……… 少々
  - スキムミルク ……… 大さじ3（18g）
  :よくまぜておく
- 粒入りマスタード ……… 小さじ½
- アスパラガス（太いもの） ……… 2本（約80g）
- ドライパセリ（あれば）‥適宜

作り方
1. たらに酒をまぶす。アスパラガスは根元から約1cm切り落とし、下⅓のかたい皮をピーラーでむき、下ゆでする。冷めたら斜め3cmに切り、皿に盛る。
2. 1のたらの水気をふいてこしょう・薄力粉をふる。フライパンに油を熱したらを皮目から入れて両面をこんがり焼き、1に盛る。
3. 2のフライパンに、にんにく、玉ねぎ、マッシュルームを入れてしんなりするまで炒める。Aも加え、とろみがついたら火を止めて粒マスタードをまぜてソースを仕上げる。たらにかけパセリを飾る。

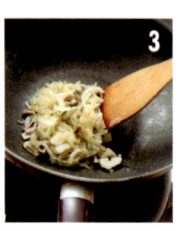

副菜❶　ミックスビーンズのリーフサラダ にんじんドレッシング

79kcal　塩分0.6g　カ36mg　鉄0.7mg　葉63μg（1人分）

材料＜2人分＞
- レタス ……… 6枚（120g）
  :ひと口大にちぎる
- ベビーリーフミックス ……… 20g
- ミックスビーンズ ……… 60g
- A
  - 玉ねぎ ……… 小さじ2
    :すりおろし
  - にんじん ……… 2cm分
    :すりおろし
  - にんにく ……… 少々
    :すりおろし
  - 塩 ……… 小さじ⅙
  - 酢 ……… 大さじ1
  - オリーブ油 ……… 小さじ1
  - こしょう ……… 少々
  :すべてまぜる

作り方
1. レタスとベビーリーフミックスは2～3分冷水につけておき、ぱりっとさせる。水気をふき、ミックスビーンズとまぜて器に盛る。食べる直前にAをかける。

副菜❷　かぼちゃのチーズ焼き

165kcal　塩分0.7g　カ139mg　鉄0.5mg　葉38μg（1人分）

材料＜2人分＞
- かぼちゃ ……… 80g
  :薄切り
- プロセスチーズ（ピザ用） ……… 40g
- 玉ねぎ ……… 大さじ1
  :みじん切り
- マヨネーズ ……… 小さじ2
- こしょう ……… 少々

作り方
1. トースターを3～5分予熱する。耐熱皿にかぼちゃを入れ、ふんわりとラップをして電子レンジ600Wで3分加熱する。レンジから取り出し、マヨネーズをかけ、玉ねぎ、こしょう、チーズの順に重ねてトースターで約2～3分、こんがり焼く。

主食　パン

155kcal　塩分0.5g　カ17mg　鉄0.8mg　葉34μg（1人分）

材料＜2人分＞
- くるみ入り胚芽パン（市販） ……… 100g

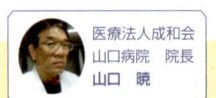

ドクターおすすめPOINT

医療法人成和会　山口病院　院長　山口 暁

「魚は下ごしらえが大変だから作らない」という妊婦さんは多いですが、焼くだけの青魚や小魚なら摂りやすいのでは、とすすめています。朝は忙しいので、夕食にたらをひと切れ余分に焼いておいたり、かぼちゃも少し多めに作ったりして翌朝のおかずにしてはいかがでしょう？夏場の保存にだけ注意していただければ、おかずが手軽に増やせます。

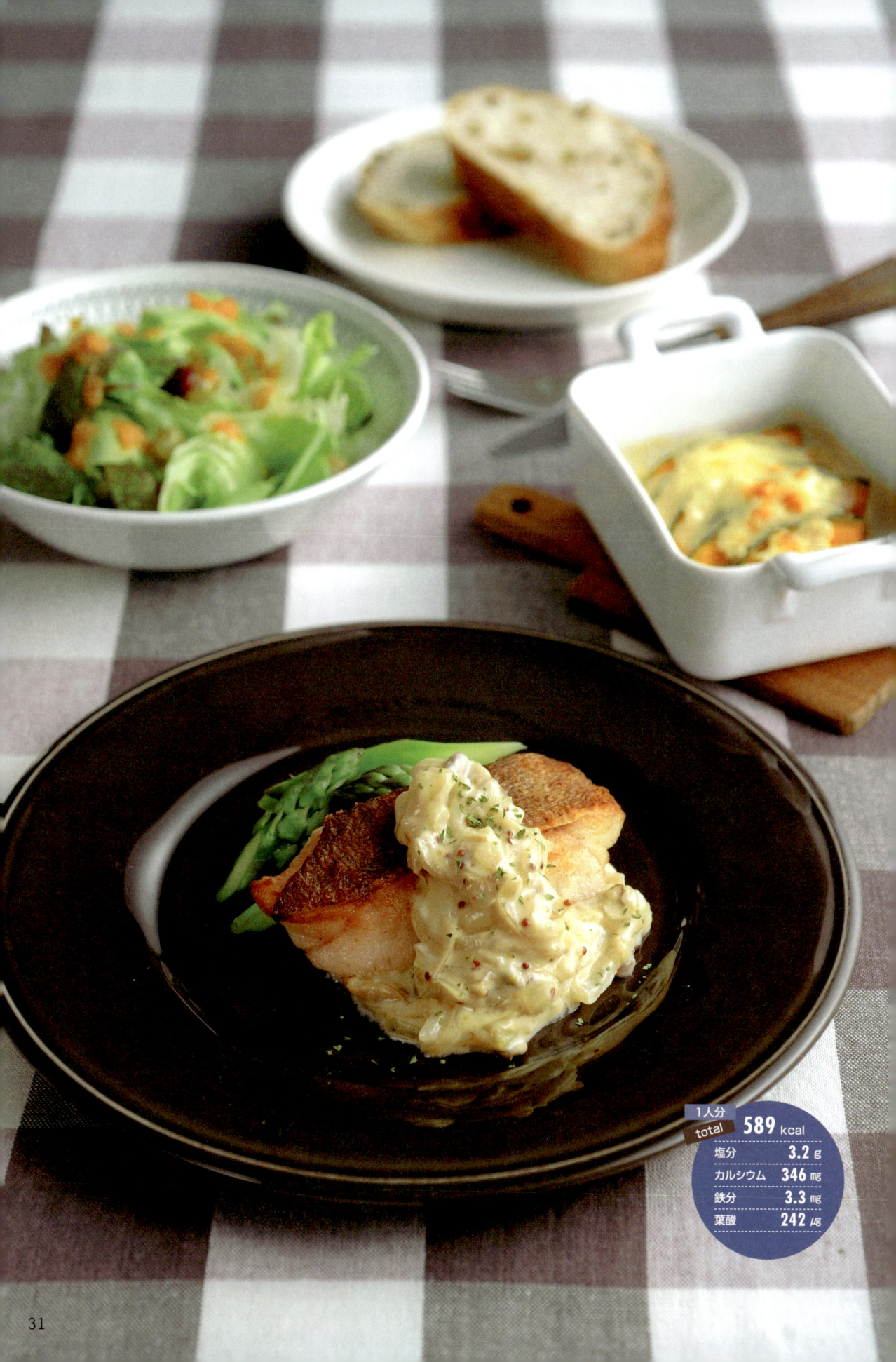

1人分	
total	**589** kcal
塩分	**3.2** g
カルシウム	**346** mg
鉄分	**3.3** mg
葉酸	**242** μg

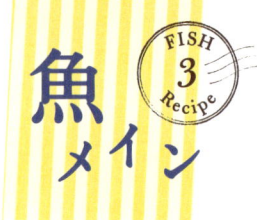

魚メイン FISH 3 Recipe さばのみそ煮定食

日本人の大好きなおかずとして必ず挙がる、さばみその定食です。イチオシはもちろん、やわらか〜くとろけるメインのさばのみそ煮ですが、ほっくり甘いさつまいもごはんや、みょうががピリッときいたノンオイルのサラダなど、脇を固める副菜も充実しています。

主菜 さばのみそ煮

199kcal 塩分1.4g カ57mg 鉄1.6mg 葉88μg (1人分)

材料＜2人分＞

- さば(真さば切り身) …… 2切れ(140g)
- わけぎ …… 8本(⅓束)
  :葉と軸に分け長さ3cmに切る
- しょうが …… ½片
  :薄切り
- A
  - 甘みそ …… 小さじ2
  - みそ …… 大さじ1
  - 砂糖 …… 小さじ1
  - 水 …… ¾カップ

作り方

1. さばを霜降りにする。皮目に切れ目を入れ、ざるにのせて熱湯をかける(生臭さが取れ、また表面が熱でかたまりうま味が逃げない)。
2. 鍋にAを煮立てて1のさばと、わけぎの軸だけを先に入れ、ふたを少しずらしてのせ5〜6分煮る。
3. さばを取り出して器に盛る。2の鍋に残りのわけぎを加え、さっと煮て器に添える。

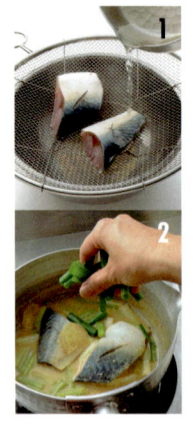

副菜 トマトのサラダ みょうがドレッシング

26kcal 塩分0.3g カ11mg 鉄0.3mg 葉25μg (1人分)

材料＜2人分＞

- トマト …… 1個(200g)
  :縦8等分→斜め半分に切る
- A
  - みょうが …… 1〜2本
    :小口切り
  - しょうゆ …… 小さじ1
  - 酢 …… 大さじ1

作り方

1. トマトを器に盛り、Aをかける。

※みょうがをしょうがの千切り(⅓片分)にかえても。

主食 さつまいも黒ごまごはん

347kcal 塩分0.1g カ95mg 鉄1.1mg 葉36μg (1人分)

材料＜2人分＞

- さつまいも …… ½本
  :皮はつけたまま1cm厚さのいちょう切りに
- 塩 …… 少々
- 温かい白ごはん …… 300g
- いりごま(黒) …… 小さじ4

作り方

1. さつまいもは切ったら水に浸けてしばらくおく。水気を切り、塩をまぶし耐熱皿に広げてふんわりとラップをかけ、電子レンジ600Wで2分加熱する。温かい白ごはんにまぜ、仕上げにごまをふる。

※時間があればさつまいもを先に下処理し、米と一緒に炊き込んでも。レンジを使わずに一気に作れるうえ、さつまいもの甘みもより引き出せます。

汁物 豆腐と根菜のけんちん汁

76kcal 塩分1.2g カ114mg 鉄1.2mg 葉47μg (1人分)

材料＜2人分＞

- 木綿豆腐 …… ⅓丁(100g)
  :水気を切る
- 大根 …… 40g
  :1cm幅の半月切り
- 大根の葉 …… 30g
  :刻む
- にんじん …… ¼本
  :5mm幅の半月切り
- 生しいたけ …… 3個
  :石づきをとり薄切り
- 油 …… 小さじ1
- A
  - 酒 …… 小さじ1
  - 昆布 …… 2cm角
  - 水 …… 1と½カップ
- しょうゆ …… 大さじ1弱

作り方

1. 鍋に油を熱し、大根(実)、にんじん、しいたけを順に炒め、Aを入れ10分煮る。豆腐、大根の葉を加えて最後にしょうゆを入れさっと煮る。

※多めに作り、そばを加えてけんちんそばや、すいとんにアレンジしても。

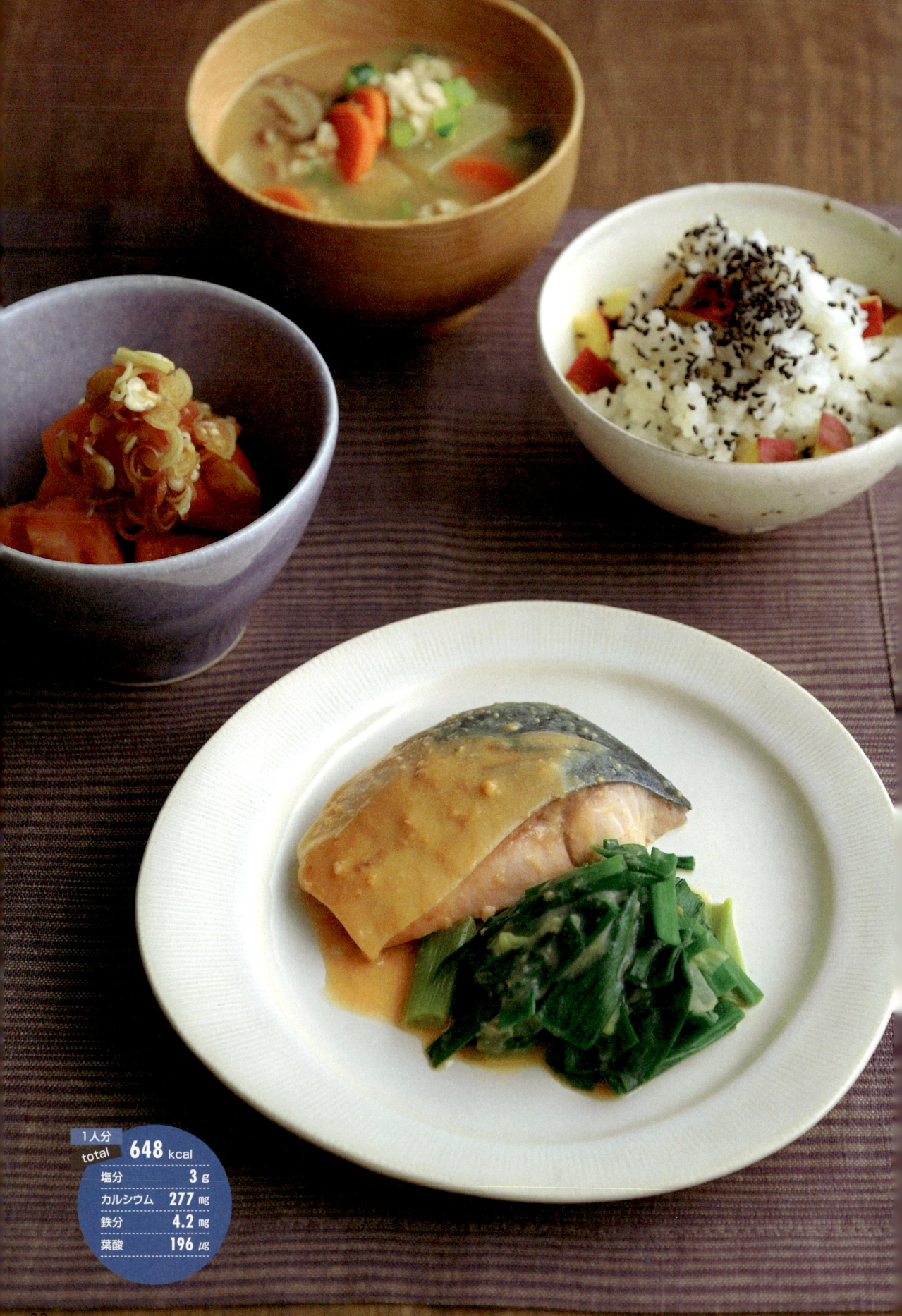

1人分	
total	**648** kcal
塩分	3 g
カルシウム	277 mg
鉄分	4.2 mg
葉酸	196 μg

魚メイン メインおかずのバリエーション

生揚げを加えてボリュームアップさせたチリソースや、ぶりの洋風煮込みなど少し目先を変えたメニューをそろえました。でもどれもさっと、短時間で作れるのがポイントです。

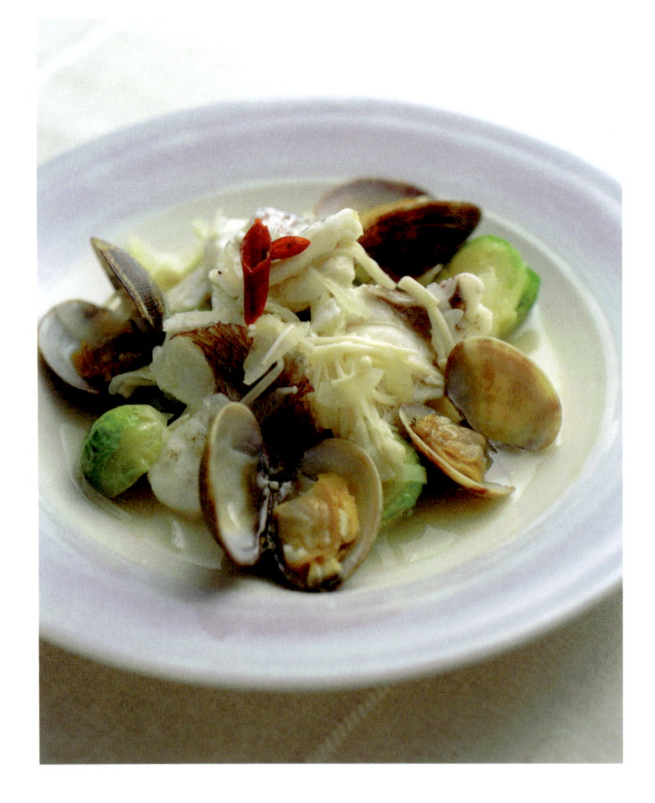

主菜 ○ あさりの旨みたっぷりのスープが絶品
たいとあさりのスープ煮

239kcal　塩分2g　カ54mg　鉄2mg　葉143μg（1人分）

材料＜2人分＞

まだいの切り身	にんにく‥1かけ分	芽キャベツ‥6個
‥2切れ(150g)	:薄切り	:半分に切る
たいの下味	唐辛子‥‥‥‥1本	えのきたけ
塩‥‥‥‥‥少々	:半分に割って種をとる	‥‥‥‥‥1/2袋
酒‥‥‥‥小さじ1	玉ねぎ‥‥‥1/2個	:半分に切る
	:半分に切り横薄切り	水‥‥‥‥250ml
オリーブ油	あさり	酒‥‥‥‥小さじ2
‥‥大さじ1/2	（殻付き・砂ぬき済み）	塩‥‥‥小さじ1/3強
	‥‥‥‥‥130g	こしょう‥‥少々

作り方

1. まだいは3等分に切り、酒と塩をふって10分おく。
2. 冷たいフライパンにオリーブ油とにんにくを入れて弱火にかけ、香りが立ってきたら、唐辛子、玉ねぎを入れしんなりするまで炒め、芽キャベツとえのきたけも入れてさっと炒める。
3. 1のまだいの水気をふき、水と酒とともに入れて、ふたをして5分煮て、あさりを加え3分煮る。塩、こしょうで調味する。

主菜 ○ ロールキャベツ版ぶり?! 意外なマッチ
ぶりのイタリア風

244kcal　塩分1.6g　カ58mg　鉄1.7mg　葉140μg（1人分）

材料＜2人分＞

ぶりの切り身	ブロッコリー‥‥1/2株(60g)
‥‥‥‥‥2切れ(130g)	:小房に切る
にんにく薄切り‥1かけ分	オリーブ油‥‥‥小さじ1
玉ねぎ‥‥‥‥‥‥1/2個	トマトジュース(市販・無塩)
:半分に切り横薄切り	1本(約140ml)＋水適量
キャベツ‥‥‥‥‥1/8個	:水と合わせて300mlになるよう計って調整する
:くし形に切る	塩‥‥‥‥‥小さじ1/2
	こしょう‥‥‥‥‥少々

作り方

1. ぶりをざるにのせて熱湯をかけ、霜降りにする。
　※P.32さばの下処理参照。
2. 冷たいフライパンにオリーブ油とにんにくを入れて弱火にかける。香りが立ってきたら、玉ねぎがしんなりするまで炒め、キャベツ、ブロッコリー、ぶりを入れて300mlにしたトマトジュースも加えて5〜6分煮る。塩、こしょうで調味する。

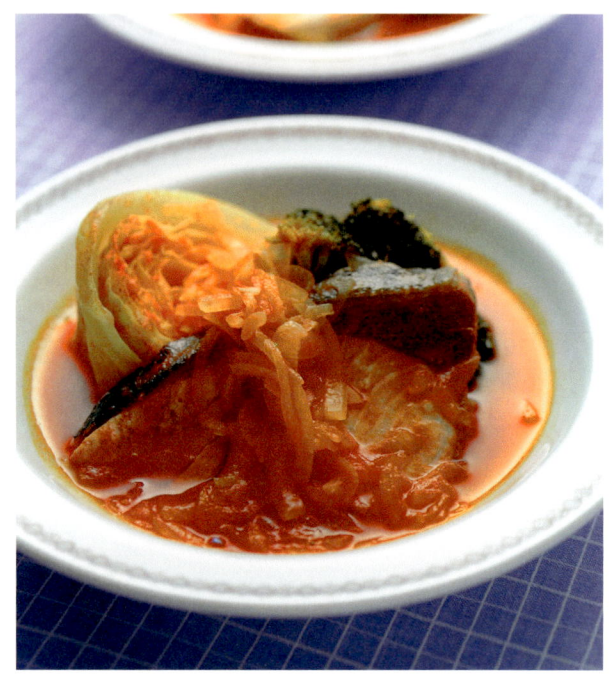

※このひと皿で1日の必要な野菜の1/3量が摂れます。

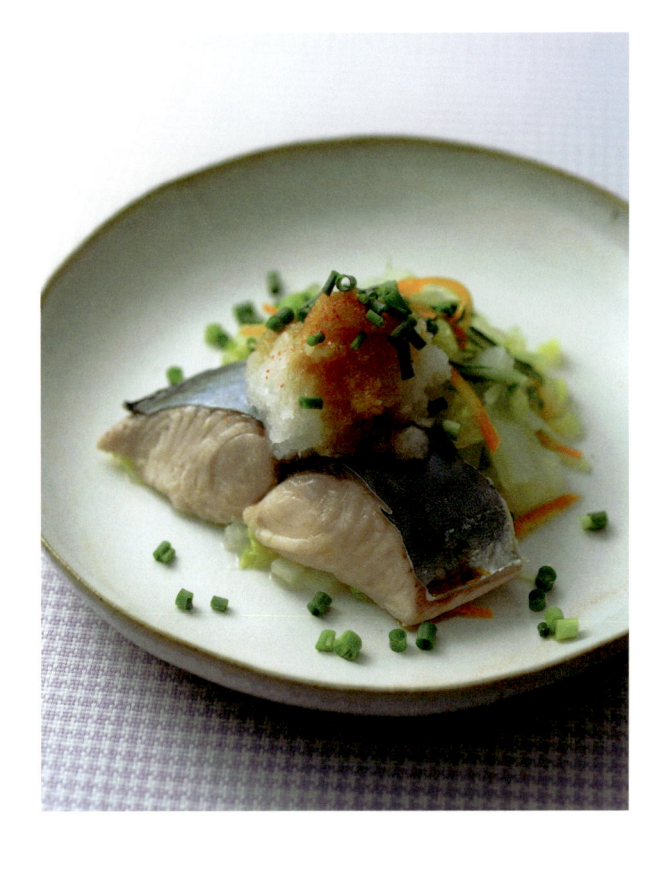

主菜 しっとり、滋味あふれる味わい
さわらの簡単フライパン蒸し

204kcal　塩分1.6g　カ153mg　鉄1.9mg　葉154μg（1人分）

材料＜2人分＞

さわらの切り身 …… 2切れ(150g)	水菜 …… 2株(60g)　：3cmに切る
塩 …… 小さじ1/6	大根おろし …… 7cm分(200g)
酒 …… 大さじ3	小ねぎ …… 3本　：小口切り
昆布 …… 5cm×2枚	A [しょうゆ …… 小さじ2
白菜 …… 2枚(200g)　：1cm幅に切る	酢 …… 小さじ2
にんじん …… 2cm　：千切り	砂糖 …… 小さじ1/6]　：すべてまぜておく
	一味唐辛子 …… 適宜

作り方

1 さわらに塩をふっておく。

2 冷たいフライパンに昆布をしいてから上に1のさわらをのせて酒をふる。白菜とにんじんを入れふたをしてから中火にかけ、そのまま6〜7分蒸し煮にする。

3 火を止めて2の野菜に水菜をまぜて器に盛り付け、魚も盛る。大根おろしをのせて小ねぎをちらし、唐辛子をふって**A**をかける。

※魚だけでなく、肉でもおいしく作れます。

主菜 おなじみエビチリにひと工夫
魚介いっぱいチリソース

201kcal　塩分2.2g　カ257mg　鉄3.2mg　葉87μg（1人分）

材料＜2人分＞

シーフードミックス（冷凍）…… 250g　：袋ごと水にしばらく浸けて解凍し、水気をふき、えびを分けておく	B [しょうゆ …… 小さじ2
生揚げ …… 100g　：油抜きし半分に切り1cm幅に切る	ケチャップ …… 大さじ2
A [しょうが …… 小さじ1　：すりおろす	酢 …… 大さじ1
にんにく …… 小さじ1/2　：すりおろす	砂糖 …… 小さじ2
豆板醤 …… 小さじ1/4	水 …… 80mℓ]
ごま油 …… 小さじ1]	C [片栗粉 …… 小さじ1.5
	水 …… 大さじ1]
	長ねぎ …… 1/2本　：粗みじんにする
	青梗菜 …… 2株(160g)　：葉と軸を分けて、軸は縦6つ割にする

作り方

1 鍋に湯を沸かして油と塩（分量外）を入れ、青梗菜を軸から入れてさっとゆで、ざるにあげる。粗熱がとれたら器に盛る。

2 フライパンに**A**を入れて弱火にかけ、香りが立ってきたら、えびと生揚げを入れて両面を焼く。

3 **B**と解凍した残りのシーフードを入れてひと煮し、ねぎを入れてまぜ、**C**でとろみをつけて1に盛り付ける。

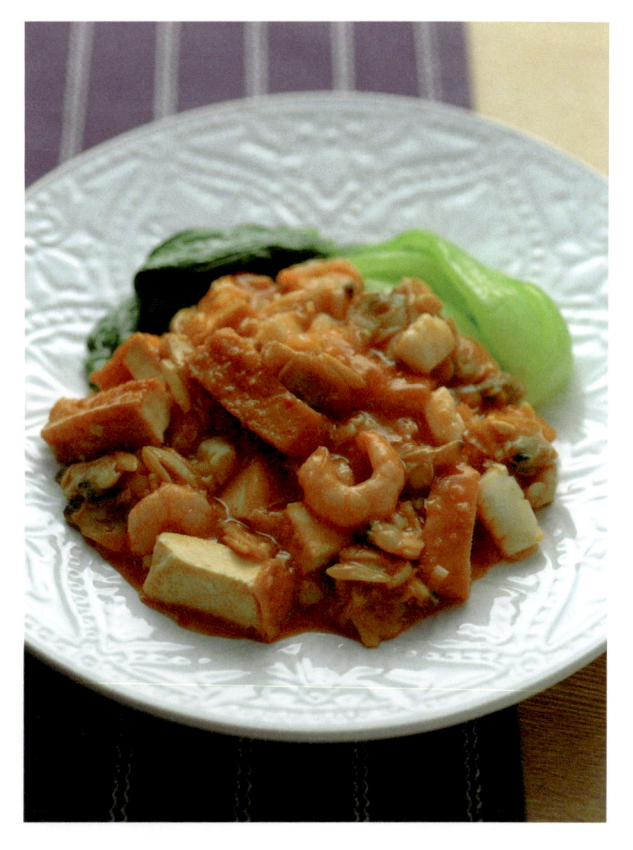

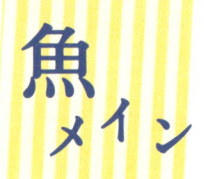

魚メイン 副菜のバリエーション

魚をメインにする場合、副菜の食材は自由に選んでOK！
ねぎやキャベツなどの「緑の野菜」やきのこ・海藻を使えば、
妊娠中に必要な栄養素が、1食の献立でバランスよく摂れてお得！

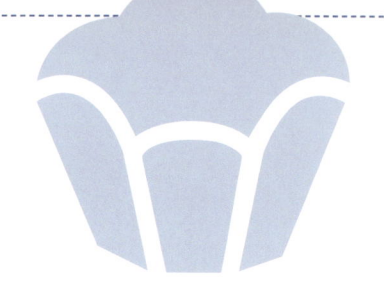

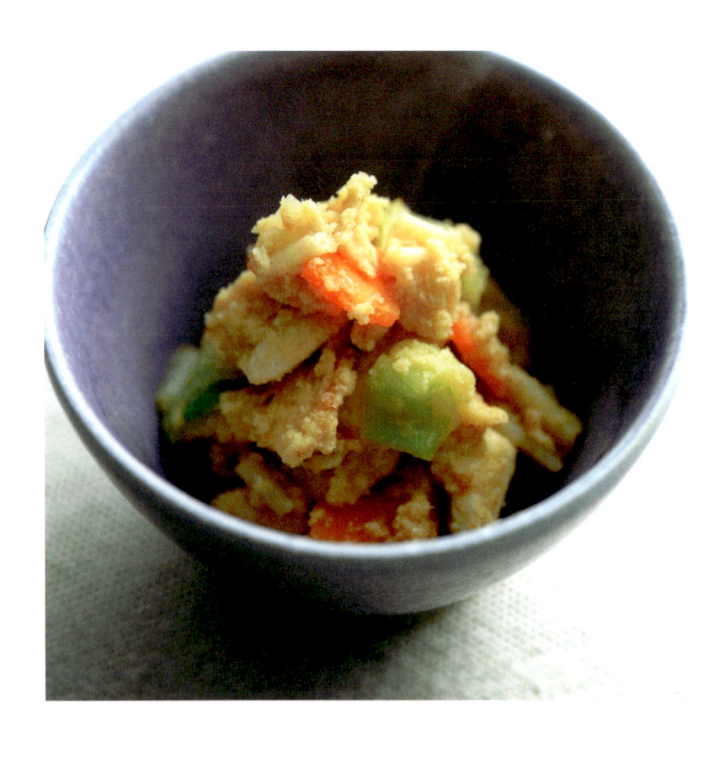

副菜 ほんのり甘め、体が喜ぶ優しい味わい

鶏ささみとねぎのおからあえ

100kcal　塩0.7g　カ41mg　鉄0.6mg
葉38μg（1人分）

材料＜2人分＞

鶏ささみ …1本（50g） ：すじをとり、そぎ切り	油 ………… 小さじ1 かつお節
長ねぎ ……… 1本 ：1cm幅の輪切り	……… ひとつまみ A ┌ しょうゆ …大さじ½
にんじん ……… 3cm ：薄めのいちょう切り	│ 砂糖 ……小さじ1 　└ 水 ……… ¾カップ
おから ………… 50g	：合わせておく

作り方

1　フライパンに油を熱し、鶏肉、にんじん、長ねぎ、おからを順に入れて炒める。Aを入れ3分煮て、仕上げにかつお節を加え、ひと煮する。

※だしを使わず仕上げにかつお節を加えて手軽に作れます。

副菜 ヘルシーでどんなおかずにも合う名脇役

きゅうりとじゃこの酢の物

23kcal　塩分0.6g　カ31mg　鉄0.2mg
葉14μg（1人分）

材料＜2人分＞

きゅうり ……… 1本 ：薄めの小口切り	A ┌ じゃこ …… 大さじ1 　│ しょうゆ …小さじ⅓
塩 …… 小さじ⅙弱 水 ……… 小さじ1	│ 酢 ……… 大さじ1 　└ 砂糖 …… 小さじ1
カットわかめ（乾） ……… 小さじ1 ：袋の表示通り戻し、水気をしぼる	：ボウルに合わせておく

作り方

1　きゅうりに塩と水をふり5分おき、さっと洗って水気をしぼる。

2　戻したわかめと1にAを加えてあえる。

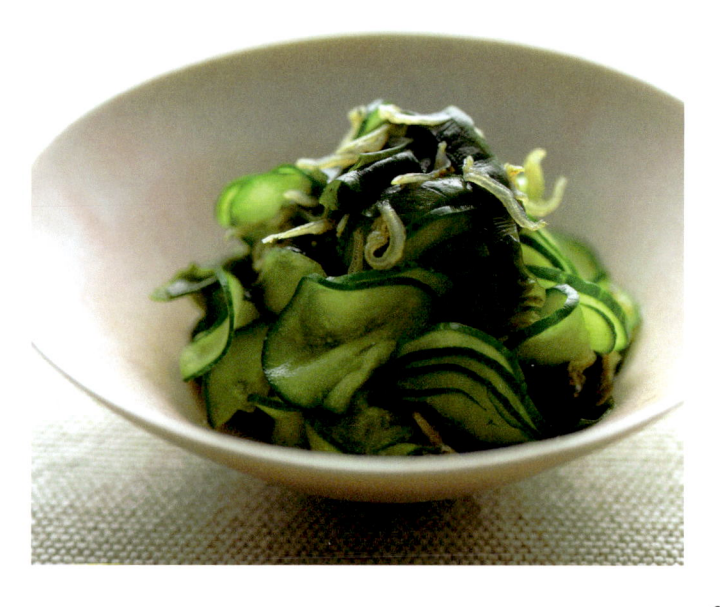

副菜 とにかく簡単！時短で作れる自家製漬け

キャベツとにんじんの塩昆布あえ

20kcal　塩分0.5g　カ37mg　鉄0.3mg　葉53μg（1人分）

材料＜2人分＞

キャベツ …… 1/8玉（130）　　にんじん ………… 2cm
：2cm角切り　　　　　　　　　：薄いいちょう切り

　　　　　　　　　　　　　　塩昆布 …………… 5g

作り方
1. 清潔なビニール袋にすべての材料を入れてもむ。

副菜 なめたけも手作りして塩分カット

とろーりなめたけ豆腐

71kcal　塩分0.4g　カ98mg　鉄1.3mg　葉51μg（1人分）

材料＜2人分＞

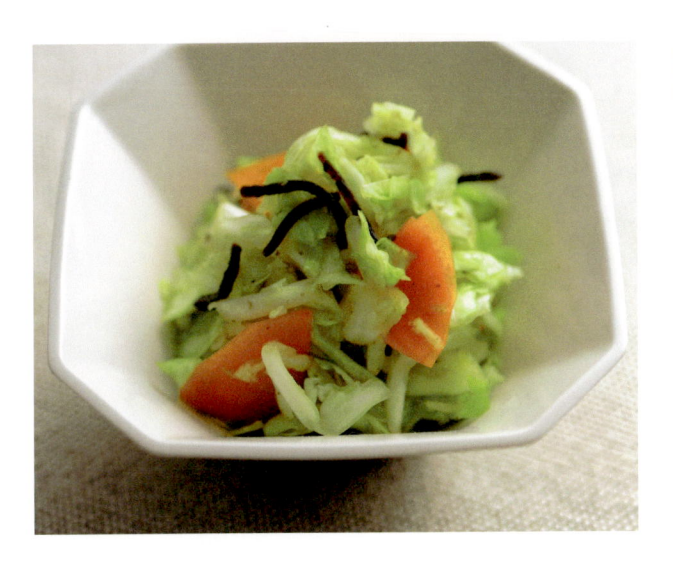

木綿豆腐 …… 1/2丁（150g）　　┌ しょうゆ …… 小さじ1
：4等分　　　　　　　　　　　A│ みりん …… 小さじ1/2
えのきたけ ………… 1袋　　　└ 水 ………… 大さじ1
：1cm幅に細かく切る　　　　　：ボウルに合わせておく
小ねぎ ……………… 3本
：小口切りに

作り方
1. 鍋にえのきたけとAを入れ、とろみがでてほんのり温まるまで煮る。
2. 1の粗熱が取れたら、器に豆腐を盛って上からかけ、小ねぎを散らす。

※なめたけは納豆にまぜたり、ごはんにかけたりしても美味。しっかり冷まし、清潔な容器で、2〜3日程度は冷蔵保存可。

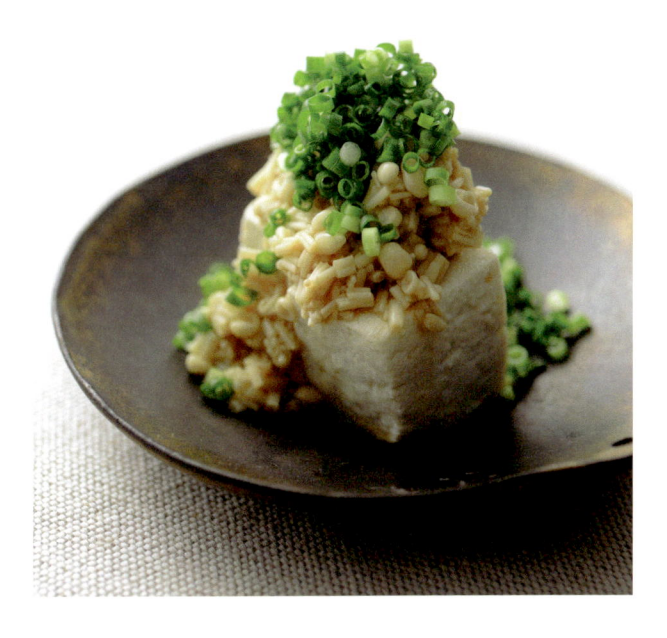

副菜 たんぱく質と食物繊維たっぷりの一品

ひじきと大豆の食物繊維サラダ

82kcal　塩分0.4g　カ66mg　鉄2.1mg　葉50μg（1人分）

材料＜2人分＞

┌ ひじき缶 ……… 40g　　　レタス …… 3〜4枚（100g）
│ オリーブ油 … 小さじ1　　：ひと口大にちぎる
A│ 塩 ………… 小さじ1/10
│ こしょう ……… 少々
│ 大豆（ゆで・缶詰または
└　　 ドライパック） … 60g
：すべてまぜる

作り方
1. 器にレタスを盛り、Aをかける。

※レタスのほか、サニーレタスや水菜、ルッコラなど好みのものでも。

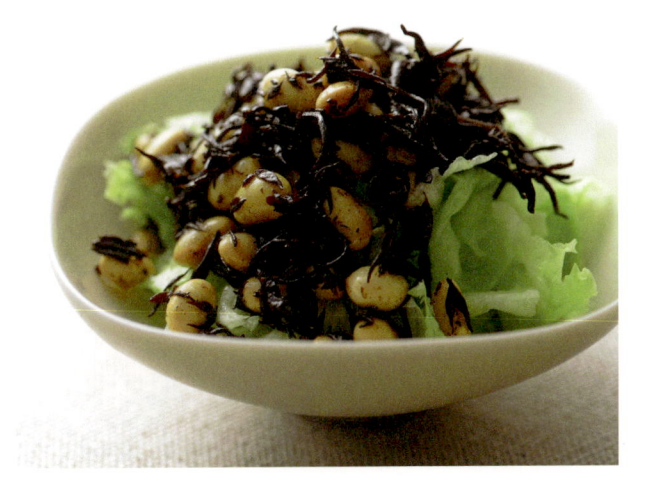

魚メイン ごはんと汁もののバリエーション

魚を献立のメインにしたら、P.36-37の副菜同様、
緑の野菜と豆で葉酸アップを目指しましょう。
酢を使った即席ちらしは、食欲がないときにオススメ。

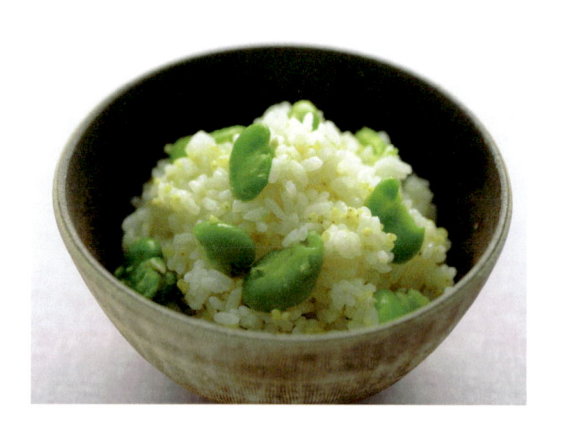

主食 雑穀そら豆ごはん
甘いそら豆ともちもちごはんが合います

317kcal　塩分0g　カ9mg　鉄1.1mg　葉34μg（1人分）

材料＜2人分＞
- そら豆（冷凍）……40g
  ：解凍して皮をとる
- 米……1合
- 雑穀（ひえ）……大さじ1

作り方
1. 米にひえをまぜて普通に炊き、炊き上がったらそら豆をさっくりとまぜる。

※春先から初夏までの旬の時期は、生のグリンピースを使っても。生を使う場合は塩少々を加え、ごはんと一緒に炊き込みます。

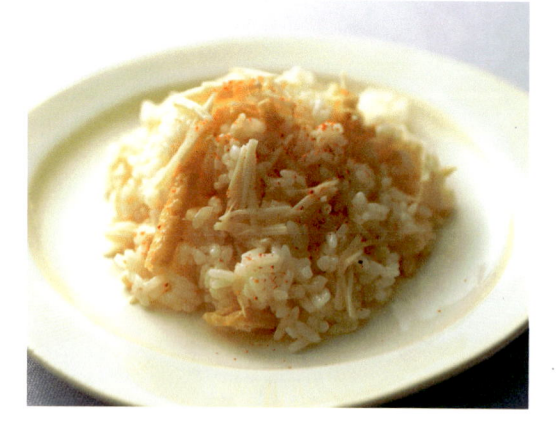

主食 しょうが入り即席ちらし
食欲がないときもおすすめ、ピリ辛酢飯

299kcal　塩分0.5g　カ35mg　鉄0.9mg　葉25μg（1人分）

材料＜2人分＞
- 温かい白ごはん……300g
- A
  - 油揚げ……2/3枚 ：千切り
  - えのきたけ……1/2袋 ：2cm幅に切る
  - 水……大さじ1
  ：ボウルに合わせておく
- B
  - しょうが……1かけ分 ：千切り
  - 塩……小さじ1/6
  - 酢……大さじ1
  - 一味唐辛子……少々
  ：ボウルに合わせておく

作り方
1. 鍋にAを入れ1～2分煮て火を止める。Bをまぜ、温かい白ごはんとさっくり合わせる。

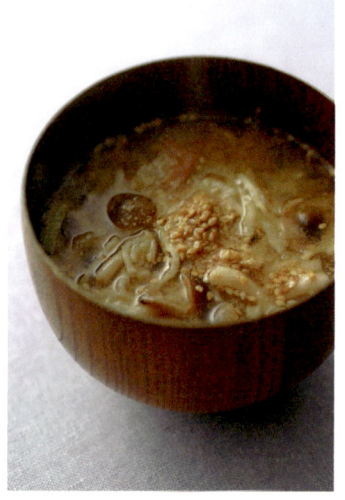

汁物 切干大根ときのこのごまみそ汁
ぱりぱりの食感で食べごたえ満点

64kcal　塩分1.2g　カ115mg　鉄1.2mg　葉23μg（1人分）

材料＜2人分＞
- 切干大根……10g
  ：長さ2cmに切り、さっと洗う
- しめじ……1/2袋
  ：石づきをとる
- すりごま（白）……大さじ2
- A
  - 昆布……2cm角1枚
  - 水……1と1/2カップ
- みそ……大さじ1
- かつお節……ひとつまみ

作り方
1. 小鍋にA、切干大根としめじを入れて中火にかけ、2～3分煮る。
2. みそをとき入れ、かつお節とごま（分量中の小さじ1）を加え、ひと煮して椀に盛り、残りのごまをふる。

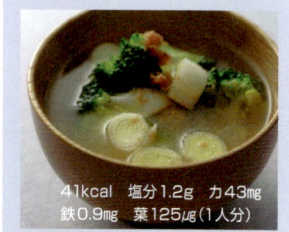

variation ブロッコリーとねぎのみそ汁

41kcal　塩分1.2g　カ43mg　鉄0.9mg　葉125μg（1人分）

作り方
1. 小鍋に昆布と水1と1/2カップを入れて温め、みそ大さじ1をとく。小房に分けたブロッコリー1/2株、1cm幅に切った長ねぎ1/2本を加えてひと煮し、かつお節ひとつまみを加えさっと煮る。

汁物 リコピンスープ（冷）

まるで「飲む」サラダ！ 暑い日にも。

45kcal　塩分1.1g　カ16mg　鉄0.3mg　葉30μg（1人分）

材料＜2人分＞

- 玉ねぎ …………… 大さじ2
  - :みじん切り
- トマト ……………… 1個
  - :よく冷やしておく
- きゅうり ………… 1/2本
  - :5mm角に
- オリーブ油 …… 小さじ1
- A ┌ 酢 ………… 小さじ1/2
  └ 塩 ………… 小さじ1/3

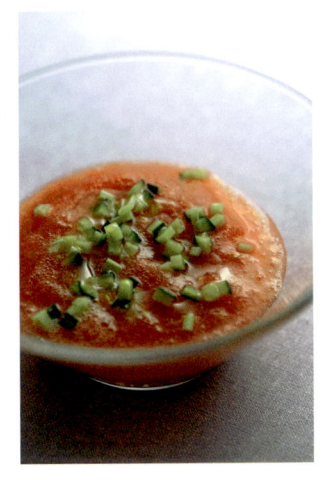

作り方

1. 玉ねぎに塩少々（分量外）をまぜておく。トマトをボウルにすりおろし、Aをまぜ、器に注ぐ。
2. きゅうりと1の玉ねぎを飾り、オリーブ油を回しかける。

汁物 豆腐ときのこのおすまし ゆず風味

炒めた油のコクが加わり、味わいこっくり

64kcal　塩分1.3g　カ63mg　鉄0.6mg　葉15μg（1人分）

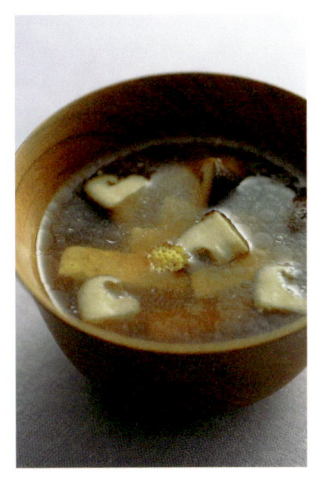

材料＜2人分＞

- 木綿豆腐 ……… 1/3丁(100g)
  - :1cm角×長さ3cmの拍子木切り
- 生しいたけ ………… 2個
  - :石づきをとり、4つ割り
- 油 ……………… 小さじ1
- ゆずの皮 ………… 適宜
- A ┌ しょうゆ …… 大さじ1
  │ 砂糖 ………… ごく少々
  └ 水 ……… 1と1/2カップ

作り方

1. 鍋に油を熱し、しいたけをじっくり炒める。Aを加えて中火で温め、豆腐を入れてひと煮する。椀に盛り、ゆずを飾る。

汁物 キムチともやしのスープ

にらの旨みもじわっときいてます

50kcal　塩分1.1g　カ50mg　鉄0.6mg　葉52μg（1人分）

材料＜2人分＞

- にら ………… 1/2束(50g)
  - :長さ3cmに切る
- A ┌ もやし ………… 80g
  │ キムチ ………… 30g
  │ ごま油 ……… 小さじ1
  │ 鶏がらスープの素
  │ ………… 小さじ1/2
  │ 塩 ………… 小さじ1/6
  └ 水 ……… 1と1/2カップ
- すりごま(白) …… 小さじ2

作り方

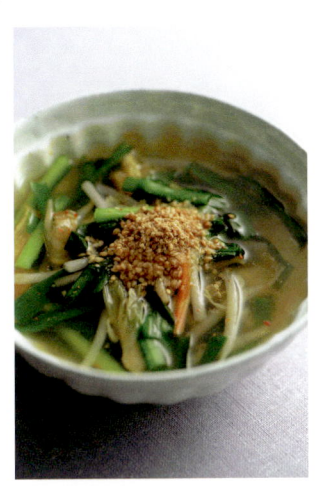

1. 鍋にAを入れてひと煮し、にらを加えさっと煮る。器に盛り、ごまをふる。

汁物 かぼちゃのポタージュ

パンにもごはんにも合うまろやかスープ

141kcal　塩分1.4g　カ126mg　鉄1.1mg　葉45μg（1人分）

材料＜2人分＞

- かぼちゃ ………… 100g
  - :1cm角に切る
- 玉ねぎ …………… 1/2個
  - :縦半分に切り繊維に直角に薄切り
- 油 ……………… 小さじ1
- A ┌ コンソメスープの素(固形)
  │ ……………… 1/4個
  └ 水 ………… 3/4カップ
- 塩 …………… 小さじ1/3
- こしょう ………… 少々
- あらびき黒こしょう …… 少々
- B ┌ 無調整豆乳 … 1/2カップ
  │ スキムミルク
  └ ………… 大さじ3(18g)

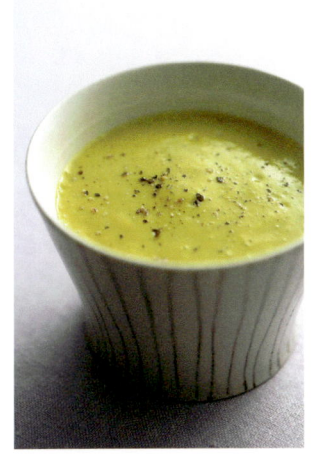

作り方

1. 鍋に油を入れ弱火で熱し、玉ねぎを焦がさないようにしんなりするまで炒める。かぼちゃも加えさっと炒めAを加え、ふたをして7〜8分煮る（かぼちゃがくずれるくらい）。
2. 1にBを加え、ミキサーにかけてなめらかにする。ふたたび鍋に戻して温め、塩、こしょうで味をととのえ、器に注ぎ、仕上げに黒こしょうをふる。

※ミキサーにかけずざっとつぶせばまた違ったおいしさに。ブロッコリーやアスパラでも作れます。

妊娠中に起きやすい症状と対策レシピ1

妊娠中、特に初めての出産のときはわからないことや不安が多く出てくるもの。
つらい症状や心配ごとがあるときは、無理せずかかりつけの病院に相談しましょう。

※P.50もあわせて参考にしてください。

つわり

妊娠初期（4〜7週）に感じる吐き気やむかつき、食べ物の好みの変化がつわりです。まったくつわりのない人や短い人、10か月間吐き続ける人など症状は人によって変わります。
空腹時に気分が悪くなる場合が多いので、持ち歩ける食べ物を携帯する、寝る前に枕元にバナナやナッツを準備しておくことなども手です。こまめに水分補給し、症状がひどいときは無理せず病院に相談を。

＜本書のおすすめ対策レシピ＞
- きゅうりとじゃこの酢の物 (P.36)
- 冷や汁 (P.25)
- しょうが入り即席ちらし (P.38)
- スープ (P.72〜75)
- ドリンク (P.76〜77)

便秘

つわりが収まり、食欲が出てくる頃に起こります。赤ちゃんが育ち子宮が大きくなることで腸が圧迫され、またホルモンの変化で腸の動きが鈍くなり、便秘になります。
妊娠前から便秘の人も増えています。予防はとにかく水分補給を心がけ、できれば軽い運動をして腸の動きを活発にします。食べ物では食物繊維を含む野菜、きのこ、豆類や海藻を多めに摂りましょう。

＜本書のおすすめ対策レシピ＞
- 牛肉とごぼうのヘルシーすき焼き風 (P.14)
- モロヘイヤのスープ (P.25)
- ひじきと大豆の食物繊維サラダ (P.37)
- きのこの麻婆豆腐 (P.46)
- 切干大根ときのこのごまみそ汁 (P.38)

妊娠高血圧症候群

妊娠20週以降、分娩後12週まで高血圧がみられる、または高血圧にたんぱく尿を伴う場合のいずれかで、かつこれらの症状が「単なる妊娠の偶発合併症によるものではない」ケースをいいます。悪化すると母子ともに危険が生じます。体重管理に気をつけ、薄味でバランスのよい食事と充分に休養を取るなどして予防します。
食生活のカギは、減塩・高たんぱく・低カロリーを心がけること。外食や市販の汁物は汁を残すと大幅に塩分ダウンできますよ。

＜本書のおすすめ対策レシピ＞
- ジンジャー枝豆ごはん (P.28)
- たらのクリームソテー (P.30)
- 鶏ささみとねぎのおからあえ (P.36)
- とろーりなめたけ豆腐 (P.37)
- プチもち入りしるこ (P.75)
- ドリンク (P.76〜77)

Part 3

野菜と豆類メインの定食

炒め物やスープ、冬は鍋物の具にするなど摂りやすく、
妊娠中に必要な葉酸・鉄分・カルシウムが豊富の最強食材。
副菜には菜の花やブロッコリー、のりを使えば葉酸も補え、
パーフェクトな献立ができあがり。
買い物に行けない日は、冷凍野菜もどんどん活用しましょう。

野菜と豆類メイン

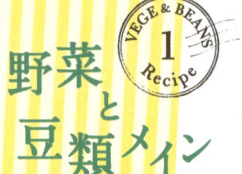

VEGE & BEANS Recipe 1

厚揚げと松の実の オイスター炒め定食

葉酸を多く含む小松菜を使いました。かりっと香ばしい松の実がアクセントになり、
オイスター風味のコクも加わり肉は使っていませんが、しっかり食べ応えがあるおかずです。
即席の浅漬けキムチとあわせて、1食で野菜がたっぷり摂れますよ。

主菜 厚揚げと松の実のオイスター炒め

240kcal 塩分1.3g カ356mg 鉄5.3mg 葉137μg（1人分）

材料＜2人分＞

- 厚揚げ ……… 2/3切れ（150g）
- 小松菜 ……………… 1束
  :葉と軸に分け3cm幅に切る
- 玉ねぎ ……………… 1/2個
  :薄いくし切り
- 松の実（いり）
  ……………… 大さじ1と1/2
- ごま油 ………… 小さじ1

A
- 塩 ……………… 少々
- オイスターソース
  ……………… 大さじ1/2
- しょうゆ ……… 大さじ1/2
- 酒 ……………… 大さじ1
- 片栗粉 ………… 小さじ2
- 水 ……………… 120cc
- こしょう ……… 少々
:まぜておく

作り方

1. 厚揚げはさっとゆでるか、熱湯をかけて油抜きをする。厚さを半分に切り、3cm長さの拍子木切りにする。
2. フライパンに油を熱し、1と松の実を入れて炒める。玉ねぎ、小松菜の軸、葉の順に加えて炒め、Aも加えてとろみが出るまでよくまぜる。

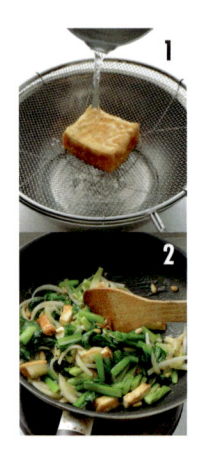

副菜 時短DEキムチ白菜

45kcal 塩分0.4g カ58mg 鉄0.5mg 葉35μg（1人分）

材料＜2人分＞

- 白菜 ……………… 2枚分
  :5mm幅の千切り
- 塩 ……………… 小さじ1/6

A
- ごま油 ………… 小さじ1/2
- はちみつ ……… 小さじ1
- 豆板醤 ………… 小さじ1/3
- すりごま（白）… 小さじ2
- しょうゆ ……… ごく少々

作り方

1. 白菜に塩をふってしんなりさせる。水分がでてきたらしぼり、Aであえる。

※冷蔵庫で2～3日保存可能。

主食 ごはん

252kcal 塩分0g カ5mg 鉄0.2mg 葉5μg（1人分）

材料＜2人分＞

白いごはん ………… 300g

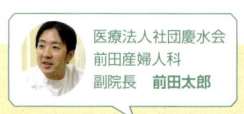

ドクターおすすめPOINT

医療法人社団慶水会
前田産婦人科
副院長　前田太郎

当院では母親学級で低塩・低カロリー・高たんぱくのメニューをおすすめしていますので、この肉を使わず、野菜と厚揚げでボリューム感を出したメインは、とてもよいと思います。最近は塩分が高く高カロリーの食事を好まれる方が多いのですが、肥満になりやすく妊娠高血圧症候群を引き起こす要因となります。妊娠中は特に薄味を心がけましょう。

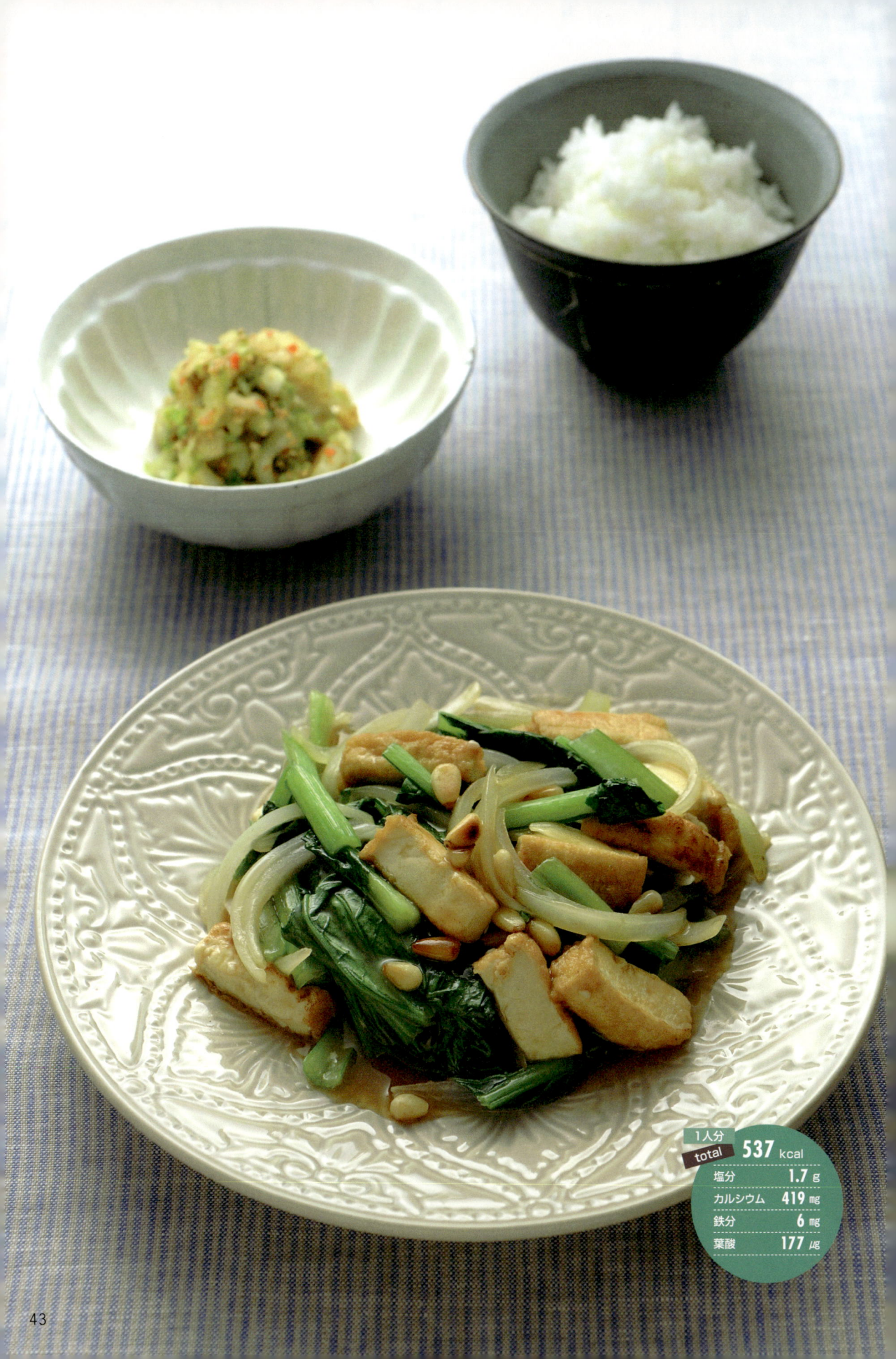

1人分	
total	**537** kcal
塩分	**1.7** g
カルシウム	**419** mg
鉄分	**6** mg
葉酸	**177** μg

野菜と豆類メイン

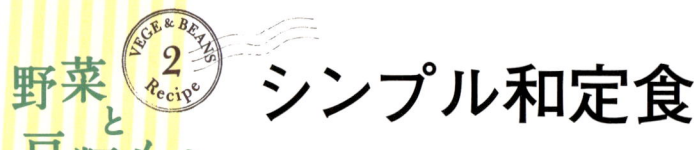

VEGE & BEANS Recipe 2

シンプル和定食

旅館の朝ごはんのようなシンプルな和定食です。素朴ながら青のりとかぶの葉の鉄分、納豆の葉酸とカルシウムなど、妊娠期に必要な栄養はがっちりカバー。
時間のない朝はもちろん、疲れてキッチンに立つ元気がない日の夕食にも。

主菜 納豆青のり入り

96kcal　塩分0.6g　カ58mg　鉄2.4mg　葉53μg（1人分）

材料＜2人分＞
納豆 …… 小2パック(80g) ：添付のたれ、からしも使用	青のり ………… 大さじ1 すりごま(白) …… 小さじ1 酢 …………… 大さじ1

作り方
1. 納豆の糸を切るようにまぜ、添付のたれもまぜる。酢、青のり、ごまをのせからしを添える。

副菜 長いも小梅

29kcal　塩分0.4g　カ17mg　鉄0.3mg　葉14μg（1人分）

材料＜2人分＞
長いも …………… 80g ：1cm幅の輪切り 小ねぎ …………… 3本 ：小口切り	A［ 梅肉 ……… 1/2個分(4g) ：たたく みりん ……… 小さじ1/3 かつお節 … ひとつまみ ：まぜておく ］

作り方
1. 長いもを器に盛り、Aをのせ小ねぎをちらす。

※まぜたAをおにぎりの具にしてもおいしい。

汁物 根菜たっぷり豚汁

127kcal　塩分1.2g　カ163mg　鉄1.6mg　葉89μg（1人分）

材料＜2人分＞
豚こま切れ肉 ……… 50g かぶの葉 …… 1個分(55g) ：斜めに切る かぶの根 ………… 1個 ：くし形に切る ねぎ(白い部分) ……… 1本 ：斜め薄切り	みそ ………… 大さじ1弱 煮干し粉 ……… 大さじ1 昆布 ………… 2cm角 水 ………… 1と1/2カップ 七味唐辛子 ……… 適宜

作り方
1. 鍋に水と昆布、かぶの根を入れ火にかけ、沸騰したらふたをして火を弱め5〜6分煮る。豚肉を入れてあくが出たらとり、ねぎとかぶの葉を入れる。煮干し粉とみそをとき入れひとまぜし、椀に盛って七味唐辛子をふる。

※豚肉は油揚げにかえても。

主食 ごはん

252kcal　塩分0g　カ5mg　鉄0.2mg　葉5μg（1人分）

材料＜2人分＞
白いごはん ………… 300g

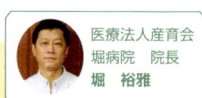

ドクターおすすめPOINT

医療法人産育会
堀病院　院長
堀　裕雅

納豆は葉酸・鉄分・カルシウムが豊富で、青のりでさらに鉄分が補給できますね。豚汁は火の通りの早いかぶを使ってあり、短時間で作れる定食です。朝食を食べずに診察に来られる妊婦さんは多いですが、これなら朝食でも作りやすいのではないでしょうか？　長いもを千切りにしてたたいた梅とまぜ、のりで巻くわが家のオリジナルレシピもおすすめです！

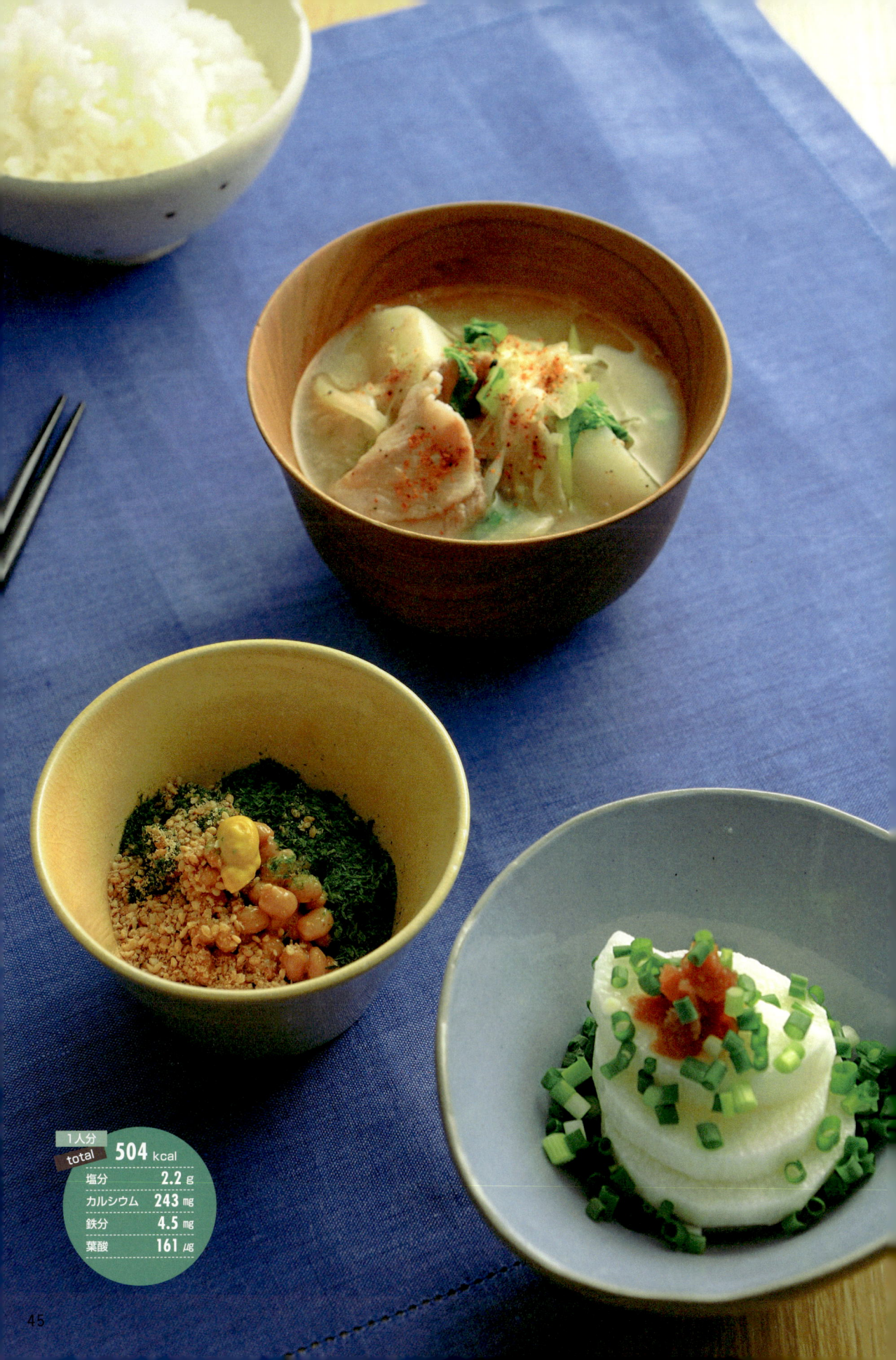

1人分	
total	**504** kcal
塩分	**2.2** g
カルシウム	**243** mg
鉄分	**4.5** mg
葉酸	**161** μg

野菜と豆類メイン

メインおかずのバリエーション

麻婆豆腐は、野菜と豆（豆腐）を主役にしたいときの王道おかず。
おなじみハヤシライスも豆を加えてコク＆ボリュームアップ！
副菜には紹介したもののほか、野菜のごまあえが相性よしです。

主菜 ○ きのこの麻婆豆腐
あっさり、刺激控えめの優しい麻婆風

247kcal 塩分1.7g カ242mg 鉄3mg 葉107μg（1人分）

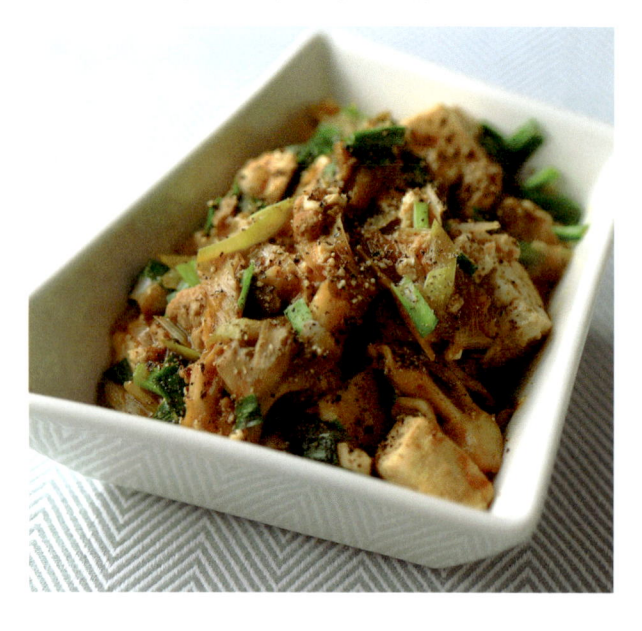

材料＜2人分＞

- 木綿豆腐 …… 1丁（300g）
  :1.5cm角に切る
- 豚赤身ひき肉 …… 50g
- ごま油 …… 大さじ½
- A
  - 豆板醤 …… 小さじ⅓
  - にんにく …… 小さじ½
    :すりおろす
  - しょうが …… 小さじ1
    :すりおろす
  - まいたけ …… 1パック
- 長ねぎ …… 1本
  :半分に切り斜め薄切り
- にら …… ½束（50g）
  :1cmに切る
- 豆みそ …… 大さじ1と½
- B
  - 塩 …… 少々
  - 砂糖 …… 小さじ1
  - 水 …… ½カップ
- C
  - 片栗粉 …… 大さじ½
  - 水 …… 小さじ2
- 粗びき黒こしょう（あれば花椒）…… 適宜

作り方

1. 豆腐を耐熱皿に入れ、電子レンジ600Wで2分加熱しざるにあげる。
2. フライパンにごま油とA、豚ひき肉を入れ香りが立ってきたら、ねぎを加えて炒める。
3. 豆みそを入れてまぜたらBと1の豆腐を加えてひと煮し、Cの水とき片栗粉でとろみをつける。仕上げににらを入れてひとまぜし、器に盛ってこしょうをふる。

※豆みそは赤みそ（大さじ1と⅓）にかえても。

材料＜2人分＞

- 牛もも肉（輸入牛）…… 70g
  :1cmの拍子木切り
- 玉ねぎ …… ½個
  :くし形に切る
- にんじん …… ¼本
  :乱切り
- しめじ …… ½パック
  :石づき落とす
- 切干大根 …… 8g
- トマト水煮缶（ホール・無塩）…… ¼缶
  :手でつぶす
- 油 …… 小さじ1
- A
  - 大豆（ゆで・缶詰またはドライパック）…… 70g
  - デミグラスソース …… 140g
  - 水 …… ½カップ
- 塩 …… 小さじ⅓強
- こしょう …… 少々
- 乾燥パセリ …… 適宜
- 胚芽ごはん …… 300g

作り方

1. 切干大根は2cm長さに切り、水にさっとつけ軽くしぼっておく。
2. 鍋に油を熱し、牛肉、玉ねぎ、にんじん、しめじ、切干大根、トマトの順に加えて炒める。
3. Aを加え煮立ったらふたをして7～8分煮る（途中でふたをあけて何度かまぜる）。塩、こしょうで味をととのえる。器にごはんを盛り、ルーをかけてパセリをふる。

※大豆と切干大根を使うことで鉄分とカルシウムアップ＆胚芽ごはんでよく噛んで食べられるハヤシライスになっています。

主菜 ○ 主食 🍚 ビーンハヤシライス
食べ応え満点。豆のおいしさにも感激！

490kcal 塩分2.3g カ102mg 鉄3.2mg 葉61μg（1人分）

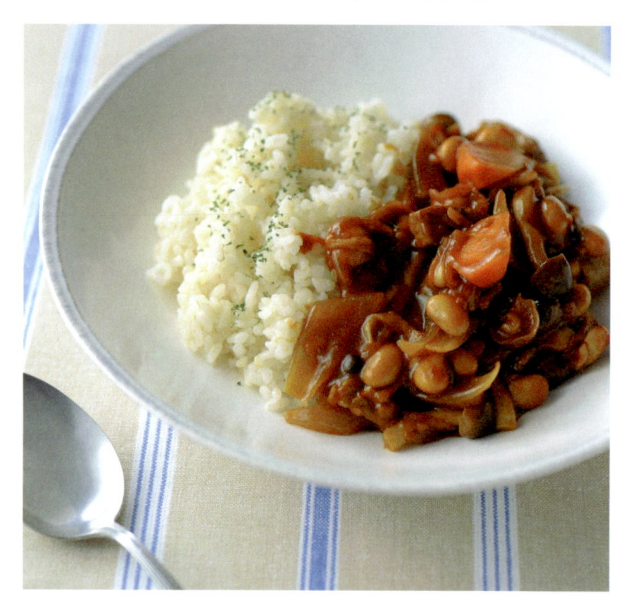

46

野菜と豆類メイン

副菜のバリエーション

副菜には、菜の花やキャベツ、ブロッコリーなど葉酸の多い野菜を使ってさらに補いましょう。いも類や乾物を一緒に加えれば、食べ応えも十分。

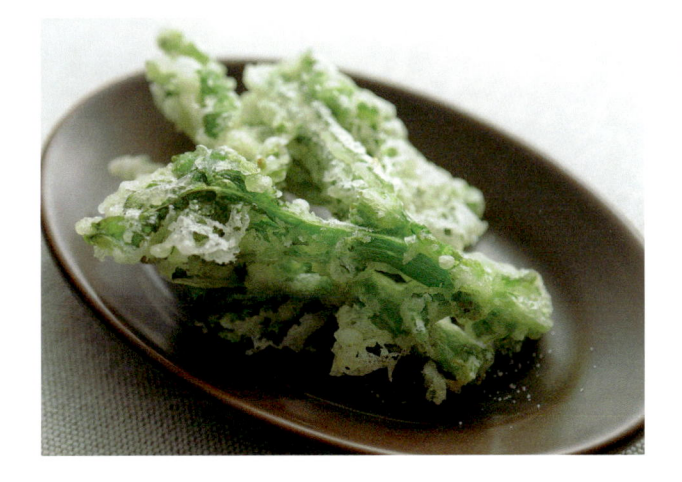

副菜 サクサク！ 最後にほんのり感じる苦みも美味

菜の花の天ぷら

93kcal 塩0.3g カ35mg 鉄0.7mg 葉69μg（1人分）

材料＜2人分＞
- 菜の花 …… 4本（40g）
  - ：軸を1cm落とす
- 衣
  - A ┌ 薄力粉 …… 大さじ3
  - A └ 水 …… 大さじ2
- 揚げ油 …… 適宜
- 塩 …… 小さじ1/10

作り方
1. 菜の花を洗って水気をよくふき、薄力粉をふり（分量外）、Aの衣をつけ160度に熱した油でからっと揚げる。塩を添える。

※たらの芽やアスパラガスでもおいしく作れます。

副菜 VCたっぷり、ほんのり甘い野菜のおかず

グリーンポテト

104kcal 塩分0.2g カ93mg 鉄1.0mg 葉121μg（1人分）

材料＜2人分＞
- ブロッコリー …… 1/3株（50g）
  - ：小房に切る
- さつまいも …… 1/2本
  - ：皮つきのままよく洗う
- A ┌ 枝豆（冷凍・さやつき） …… 100g
- A │ ねりごま（白） …… ごく少々
- A │ 塩 …… 少々
- A │ 砂糖 …… 小さじ1
- A │ スキムミルク …… 大さじ1と1/2（9g）
- A └ 水 …… 大さじ1

作り方
1. さつまいもは耐熱皿にのせ、ふんわりとラップをかけ電子レンジ600Wで2分加熱する。粗熱がとれたら1cm幅の輪切りにする。ブロッコリーは塩少々を入れた熱湯で2〜3分下ゆでする。
2. Aの材料をすり鉢かフードプロセッサーにかけ、なめらかにして衣を作り、1が冷めたらあえる。

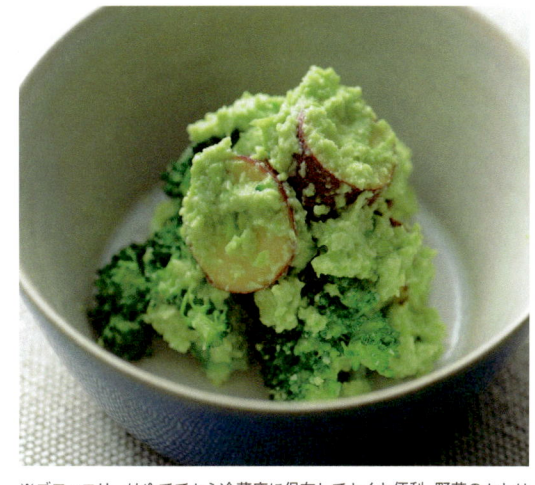

※ブロッコリーはゆでてから冷蔵庫に保存しておくと便利。野菜のかわりに白玉団子をあえておやつとしても作れます。

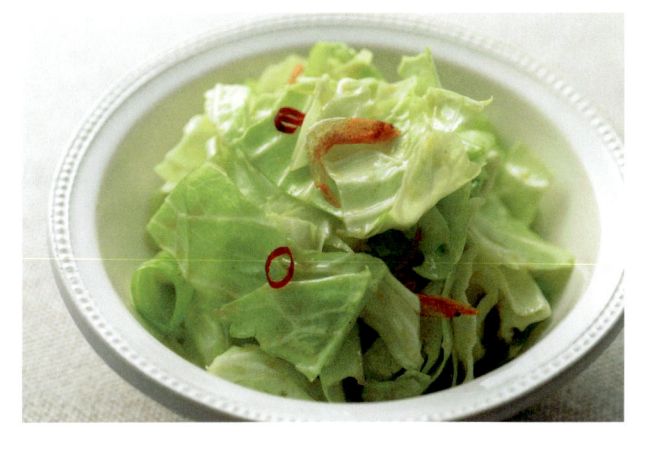

副菜 焼き肉店で出る塩キャベツ風。あと引く味！

ちぎりキャベツとえびのピリ辛

52kcal 塩分0.5g カ79mg 鉄0.3mg 葉57μg（1人分）

材料＜2人分＞
- キャベツ …… 1/8玉
  - ：ひと口大にちぎる
- 桜えび …… 大さじ2弱
- ごま油 …… 小さじ1
- A ┌ しょうゆ …… 小さじ1
- A │ 砂糖 …… 小さじ1
- A │ 酢 …… 小さじ2
- A │ 赤唐辛子（輪切り） …… 3〜4個
- A └ こしょう …… 少々

作り方
1. キャベツと桜えびをボウルに入れ、ごま油を全体にまぶしAであえる。

ごはんと汁もののバリエーション

野菜と豆類メイン

野菜・豆のメインおかずと合わせ、ごはんと汁ものでは
おくら・ねぎ・春菊など葉酸アップのメニューを付けて。
1食で妊婦さんに必要な栄養バランスの取れた、最強献立に！

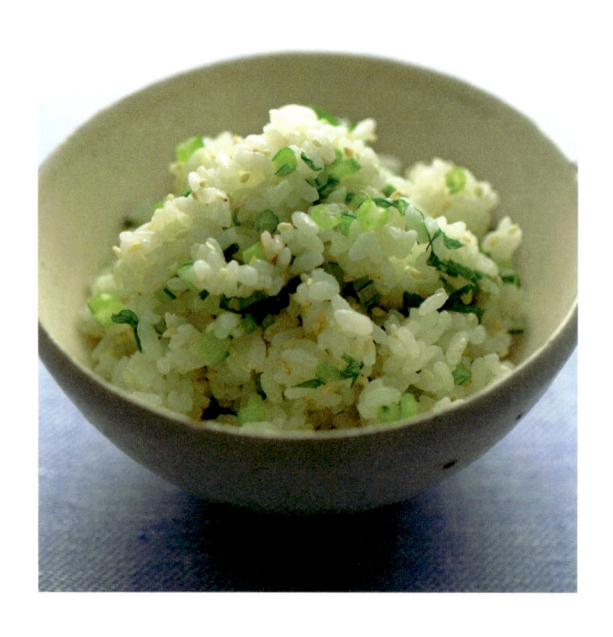

主食 ごまのプチプチ食感で食べ応えアップ
かぶのスキムミルクごはん

312kcal　塩分0.3g　カ162mg　鉄1.6mg　葉43μg (1人分)

材料＜2人分＞

米(できれば胚芽米) ……1合　　かぶの葉 ……1株分(50g)
スキムミルク　　　　　　　　 ：細かくきざむ
　………………小さじ4(8g)　塩 ……………小さじ1/6
　　　　　　　　　　　　　　いりごま(白) ……大さじ1

作り方

1. 米を炊くときの分量の水にスキムミルクをとかし、普通に炊く。
2. かぶの葉に塩をふって少しおき、水気をしぼる。
3. 炊き上がった1に2とごまをさっくりまぜる。

主食 さっぱり食べられる栄養ごはん
切干ちらし

340kcal　塩分0.5g　カ86mg　鉄1.5mg　葉20μg (1人分)

材料＜2人分＞

切干大根 …………20g　　油揚げ …………1/2枚
：2cm幅に切る　　　　　：半分に切って千切り
油 ………………小さじ1　A「しょうゆ ……小さじ1
にんじん …………1/4本　 　水 …………3/4カップ
：薄切りにして千切り　　　：ボウルに合わせておく
　　　　　　　　　　　　酢 …………大さじ1と1/3
　　　　　　　　　　　　温かい白ごはん ……300g

作り方

1. 切干大根は5分水につけ、しぼる。
2. 鍋に油を熱しにんじん、切干大根の順に加えて炒めて、Aと油揚げも加え、汁気がなくなるまで煮詰める。
3. ごはんに2と酢をさっくりまぜる。

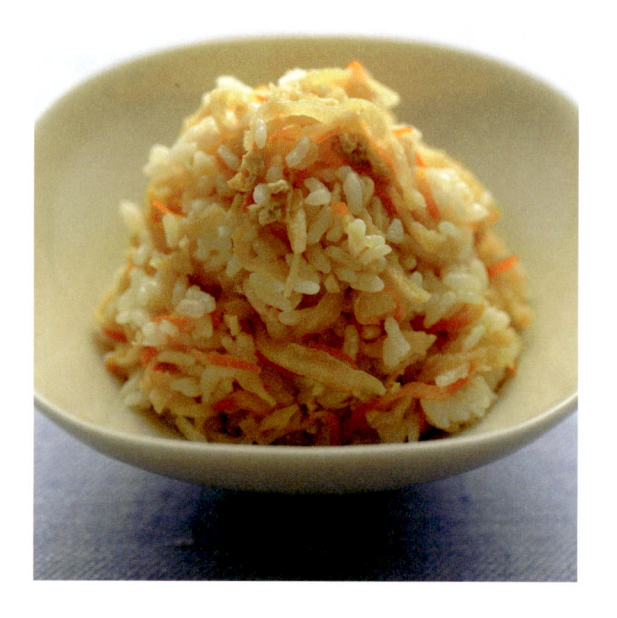

汁物 シンプルな味わいにほっとため息
なめこと豆腐のみそ汁

66kcal　塩分1.2g　カ92mg　鉄1.4mg　葉62μg（1人分）

材料＜2人分＞
- なめこ ……………… 1袋
- 木綿豆腐 …………… 1/3丁
  :1cm角切り
- 小ねぎ ……………… 5本
  :斜め切り
- かつお節 …………… ひとつまみ
- みそ ………………… 大さじ1
- 昆布 ………………… 2cm角・1枚
- 水 …………………… 1と1/2カップ

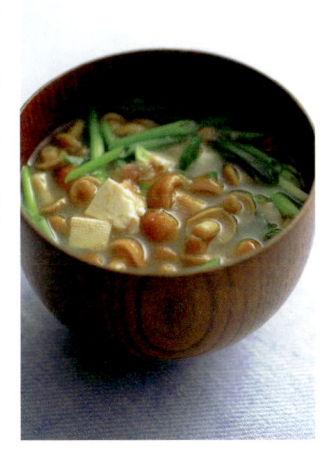

作り方
1. 鍋に昆布と水を入れ、煮立ってきたらみそをとき入れる。なめこと木綿豆腐、小ねぎを入れさっと煮て、かつお節を加えて火を止める。ひと呼吸おいて椀に盛る。

汁物 わかめとおくらのとろみがマッチ
わかめとじゃがいも、おくらのみそ汁

70kcal　塩分1.1g　カ57mg　鉄0.8mg　葉72μg（1人分）

材料＜2人分＞
- おくら ……………… 10本
  :5mm幅の輪切り
- じゃがいも ………… 1個
  :4〜8等分に切る
- みそ ………………… 大さじ1
- 水 …………………… 1と1/2カップ
- カットわかめ(乾) … 小さじ1
- かつお節 …………… ひとつまみ

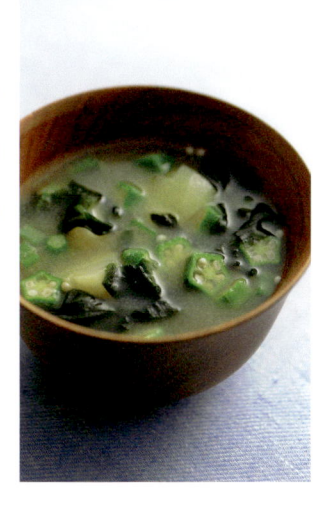

作り方
1. 鍋に水とじゃがいもを入れふたをして、じゃがいもがやわらかくなるまで8〜10分煮る。みそをとき入れ、残りの材料を加えてひと煮する。

汁物 牛乳仕立ての優しい鶏がらだしスープ
しめじと白菜の中華風スープ

67kcal　塩分1.3g　カ97mg　鉄1.0mg　葉53μg（1人分）

材料＜2人分＞
- 白菜 ………………… 1枚
  :1cm幅に切る
- しめじ ……………… 1/2パック
  :石づきをとり、ほぐす
- A
  - 鶏ガラスープの素 … 小さじ1
  - スキムミルク …… 大さじ2(12g)
  - 水 ………………… 1カップ
  :まぜておく
- 無調整豆乳 ………… 1/2カップ
- 塩 …………………… 小さじ1/5
- こしょう …………… 少々
- B
  - 片栗粉 …………… 小さじ1
  - 水 ………………… 小さじ2
  :まぜておく

作り方
1. 鍋に白菜としめじ、Aを入れて3分煮る。豆乳を加え、塩・こしょうで味をととのえ、最後にBでとろみをつける。

汁物 しいたけのおいしい旨みでじわっと温まります
しいたけと春菊のおすまし

21kcal　塩分1.1g　カ93mg　鉄1.1mg　葉59μg（1人分）

材料＜2人分＞
- しいたけ …………… 2個
  :かさに浅くV字の切り込みを3か所入れ飾り切りにし、半分に切る
- 春菊 ………………… 1/5束(50g)
  :2cm幅に切る
- 煮干し粉 …………… 大さじ1
- A
  - 昆布 ……………… 2cm角・1枚
  - 水 ………………… 1と1/2カップ
- しょうゆ …………… 小さじ2
- ゆず ………………… 適宜

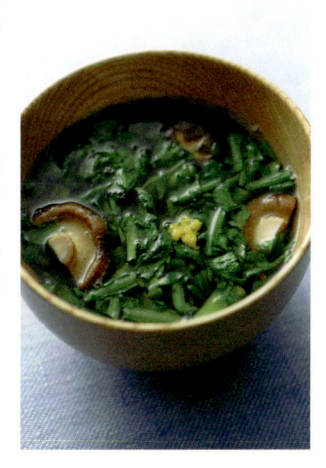

作り方
1. 鍋にAを入れて煮立て、しいたけを入れふたをして5分煮る。しょうゆ、煮干し粉、春菊を加えひと煮し、器に盛りゆずをふる。

妊娠中に起きやすい症状と対策レシピ2

妊娠中、特に初めての出産のときはわからないことや不安が多く出てくるもの。
つらい症状や心配ごとがあるときは、無理せずかかりつけの病院に相談しましょう。

※P.40もあわせて参考にしてください。

貧血

妊娠中は赤ちゃんがお母さんの血液からどんどん鉄分を吸収し、血液を作ります。そのため、お母さんは血液中の鉄分が不足し「鉄欠乏性貧血」になりがちです。まずはできるだけ早い時期から食事で鉄分をたっぷり摂ることを心がけて。鉄分は体内で吸収されにくいのでビタミンCや動物性たんぱく質とあわせて食べると効果的です。葉酸不足から起きる「葉酸欠乏性貧血」もあり、葉酸もこまめに摂りましょう(P.8参照)。

<本書のおすすめ対策レシピ>
- スタミナ！ レバニラ炒め (P.21)
- ひじきと大豆の食物繊維サラダ (P.36・37)
- あさりと三つ葉のみそ汁 (P.24)
- たいとあさりのスープ煮 (P.34)
- ほうれん草のナムル (P.57)
- トマ！ サバ！ パスタ (P.64)

妊娠糖尿病

妊娠糖尿病とは、妊娠をきっかけに糖尿病の症状が出る(＝血糖値が高くなる)ことをいいます。出産後に血糖値が改善する人が多いのですが、高い状態が続くと本物の糖尿病になってしまう可能性もあります。確実な予防法はありませんが、過度な糖質と塩分摂取を控えることで、血糖値の上がりすぎは防げます。お菓子や市販の砂糖入りドリンクを控え、高たんぱく・低カロリーのメニューを心がけましょう。

<本書のおすすめ対策レシピ>
- 卵と鶏ひき肉の親子煮 (P.52)
- さわらの簡単フライパン蒸し (P.35)
- とろーりなめたけ豆腐 (P.37)
- 大根はちみつ漬け (P.28)
- カリフラワーと枝豆のカレーピクルス (P.23)
- ひじき入りハンバーグ (P.20)

切迫早産

切迫早産とは本来のお産の時期(正期産)でないにもかかわらず、陣痛のようにお腹が張る・出血・子宮口が開く・破水するなどの症状が起きてしまい、出産(早産)となる危険性が高い状態のことをいいます。この場合は安静第一なので、食事は極力短時間で作れるものを。缶詰や冷凍食品を活用した本書のボリューム一品一菜の章(P.61～69)もおすすめです。

<本書のおすすめ対策レシピ>
- さばのみそ煮 (P.32)
- シンプル和定食 (P.44)
- カルシウムたっぷりピザトースト定食 (P.54)

頻尿

妊娠後期は大きくなった子宮が膀胱を圧迫するため頻尿になります。何度もトイレに立つのを避けるため水分を控えたくなりますが、過剰に減らすと尿路感染症や脱水症状の出る恐れがあるのでNGです。水分はできるだけ摂りましょう。

<本書のおすすめ対策レシピ>
- たいとあさりのスープ煮 (P.34)
- ぶりのイタリア風 (P.34)
- ドリンク (P.76～77)

Part 4

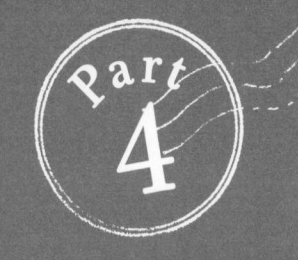

卵と乳製品 メインの定食

牛乳やチーズなど乳製品はおいしくカルシウムが摂れる優等生。
卵、特に卵黄はビタミン・鉄・カルシウムが豊富。
納豆やチーズトーストの朝ごはんで、積極的に摂りましょう。
緑黄色野菜や海藻、きのこ類の副菜で足りない葉酸が補えます。
もみのり・青のりなら納豆や豆腐の風味づけにもなりますよ。

卵と乳製品メイン

EGGS & MILK Recipe 1

親子煮居酒屋風定食

みんな大好き、鶏肉とねぎを甘辛く卵でとじた親子煮。青ねぎには葉酸たっぷりです。
サブのみそきゅう、ごま風味の酢の物は居酒屋のお通し風で、晩酌好きのダンナ様も大喜び。
妊婦さんは近く飲める日を想像しながら（？）楽しんで味わってくださいね。

主菜　卵と鶏ひき肉の親子煮

176kcal　塩分1.7g　カ112mg　鉄2.2mg　葉99μg（1人分）

材料＜2人分＞

卵	2個
:小ボウルなどにといておく	
鶏ひき肉	30g
凍り豆腐	1個
生しいたけ	2枚
:薄切り	
わけぎ	1束
:1cm幅に切る	
のり	½枚分
:細く切る	

A
- しょうゆ……大さじ1
- 砂糖……大さじ½
- 昆布……2cm角
- 水……¾カップ
:まぜておく

作り方

1. 凍り豆腐を袋の表示通りにもどす。まず横半分に切り、厚さも半分に切ってから1cm×5mmの棒状に細く切る。

2. 鍋にAを温め、1としいたけを入れふたをして5〜6分煮る。鶏肉とわけぎを加えさっと煮て、卵を回し入れふたをして1分おく。器に盛り、のりを飾る。

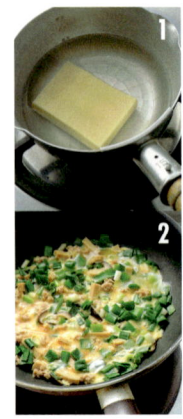

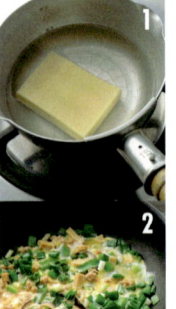

副菜❶　おくらとミニトマトの酢の物

67kcal　塩分0.4g　カ121mg　鉄1mg　葉74μg（1人分）

材料＜2人分＞

おくら	10本
ミニトマト	5個
:半分に切る	

A
- しょうが……少々
  :すりおろし
- すりごま（白）……大さじ2
- しょうゆ……小さじ1
- 酢……大さじ1
- 砂糖……少々
:まぜておく

作り方

1. おくらは塩少々（材料外）をまぶして板ずりし、さっとゆでて斜め3等分に切る。冷めたらおくらとトマトをAであえる。

※おくらはいんげんやスナップえんどうにかえても。

副菜❷　ピリ辛みそきゅう

24kcal　塩分0.3g　カ15mg　鉄0.2mg　葉14μg（1人分）

材料＜2人分＞

きゅうり	1本	みそ	小さじ⅔
:1cm幅の小口切り		マヨネーズ	小さじ1

作り方

1. きゅうりを切り、みそとまぜたマヨネーズを添える。

※きゅうりはセロリにかえても。

主食　ごはん

252kcal　塩分0g　カ5mg　鉄0.2mg　葉5μg（1人分）

材料＜2人分＞

白いごはん…………300g

慶應義塾大学医学部
産婦人科学教室
准教授　末岡 浩

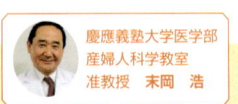

ドクターおすすめPOINT

楽しく味わいながら栄養を摂れる、というこの定食のコンセプトがとても気に入りました。妊婦さんはたいていあまり食欲がありませんが、主菜・副菜ともに野菜をたっぷり使い、さっぱり食べやすくしてあるので食欲がないときにもよいのではないでしょうか？ 親子煮は、唐辛子をかけて味にパンチを出してもおいしそうですね。

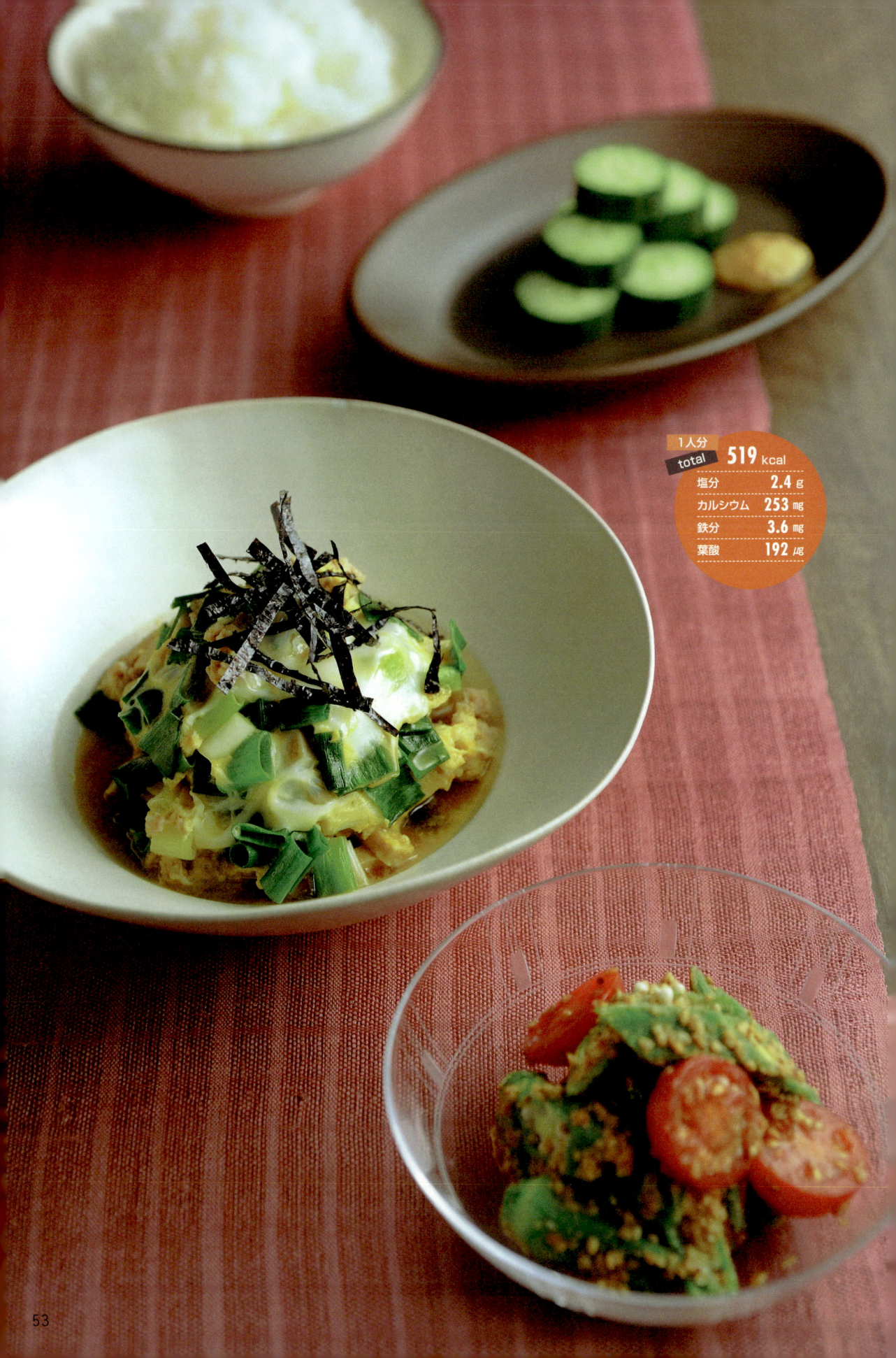

1人分	
total	**519** kcal
塩分	**2.4** g
カルシウム	**253** mg
鉄分	**3.6** mg
葉酸	**192** μg

卵と乳製品メイン

EGGS & MILK Recipe 2

カルシウムたっぷり ピザトースト定食

いつものピザマヨトーストを、ハムやベーコンからさけ缶にチェンジして栄養アップ！
サブの小魚と合わせ、スピーディーながら最強のカルシウムコンビメニューになりました。
スープはかぼちゃやキャベツを入れたトマト風味。ビタミンC豊富で、美人効果に期待？!

主菜 主食 カルシウムたっぷりピザトースト

272kcal　塩分1.3g　カ148mg　鉄0.5mg　葉26μg（1人分）

材料＜2人分＞

- さけの水煮缶 …… 70g
  - :汁は切っておく
- A
  - 玉ねぎ …… 大さじ1
    - :みじん切り
  - 塩 …… 少々
- オリーブ油 …… 小さじ1
- プロセスチーズ …… 10g
- 食パン …… 2枚（6枚切り）
- ドライパセリ（あれば） …… 適宜

作り方

1. Aの玉ねぎに塩をふる。Aとさけ、オリーブ油をまぜあわせてパンにのせる。チーズをのせ、トースターでこんがりと焼いてパセリをふる。

※黒こしょうをひいても。

汁物 美人ミネストローネ

157kcal　塩分1.3g　カ48mg　鉄1.5mg　葉132μg（1人分）

材料＜2人分＞

- キドニービーンズ（ゆで・缶詰またはドライパック）…… 70g
- かぼちゃ …… 120g
  - :ひと口大に切る
- アスパラガス …… 5本
  - :下のかたい皮をピーラーでむき1cm幅に切る
- 玉ねぎ …… 1/4個
- トマトジュース（無塩）…… 1本（140g）
- オリーブ油 …… 小さじ1
- A
  - コンソメスープの素（固形）…… 1/2個
  - 水 …… 160mℓ
- 塩 …… 小さじ1/4
- こしょう …… 少々

作り方

1. 鍋に油を熱し、玉ねぎをしんなりするまで炒める。かぼちゃを入れてひとまぜし、Aを加えて煮立ったらふたをして7～8分煮る。
2. トマトジュース、アスパラガス、キドニービーンズを加えて2～3分煮て塩、こしょうで味をととのえる。

副菜 アーモンド小魚

47kcal　塩分0.2g　カ122mg　鉄1.1mg　葉7μg（1人分）

材料＜2人分＞

- 小魚（食べる煮干しなど）…… 大さじ2
- アーモンド（無塩）…… 10粒

作り方

1. 小魚とアーモンドを器に盛る。

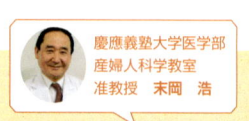

ドクターおすすめPOINT

慶應義塾大学医学部産婦人科学教室 准教授 末岡 浩

さけの水煮缶やゆで豆など、長期保存できる缶詰を利用しているのがよいですね。忙しくて買い物に行けないときや、体調が悪いときにぴったりの定食だと思います。カルシウムや鉄分もしっかり摂れます。小魚とアーモンドもカルシウムと鉄分が豊富です。常備しておけばこうしておかずとして食事に加えたり、おやつにも食べられるので重宝します。

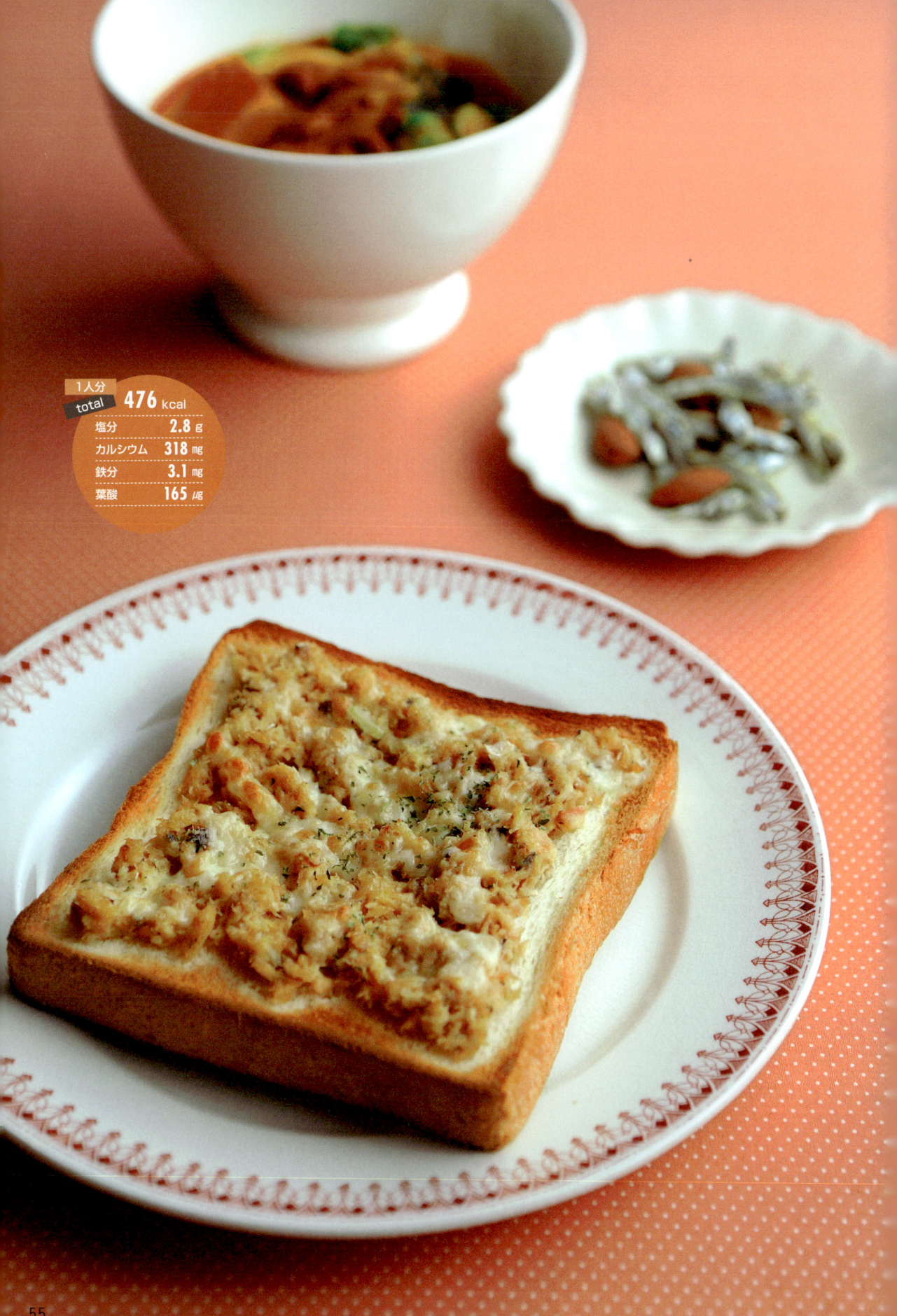

1人分	
total	**476** kcal
塩分	**2.8** g
カルシウム	**318** mg
鉄分	**3.1** mg
葉酸	**165** μg

卵と乳製品メイン

メインおかずのバリエーション

卵と乳製品には、妊婦さんに必要な鉄分とカルシウムが豊富です。高カロリーと思われがちですが、1食分で考えれば、さほど心配する必要はありません。適量を継続的に摂りましょう。

主菜 ほたての旨みが詰まったクリーム味

ほたてクリームグラタン

332kcal　塩分2g　カ259mg　鉄2.9mg　葉223μg（1人分）

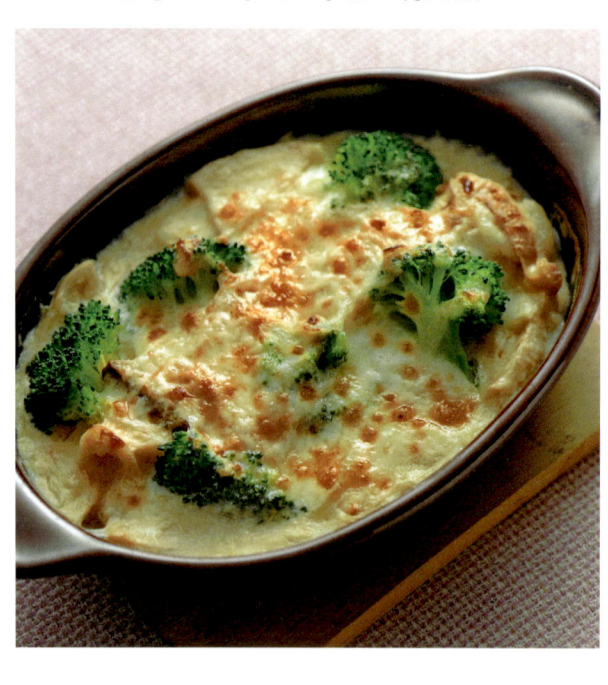

材料＜2人分＞

- ほたて（ボイル）‥10粒（100g）
- ピザ用チーズ ……… 30g
- にんにく ……………1片
  ：薄切り
- 玉ねぎ ………………1個
  ：4等分に切り横薄切り
- エリンギ …………1パック
  ：長さを3等分にして4つ割り
- ブロッコリー ‥‥½株（70g）
- 薄力粉 …………大さじ2
- A ┌ スキムミルク
  │　…… 大さじ3（18g）
  └ 無調整豆乳‥1.5カップ
  ：まぜてよくとかしておく
- 塩 …………小さじ⅓強
- こしょう …………少々
- 油 ……………大さじ½

作り方

1. ブロッコリーは小房に切り、さっと塩ゆでする。
2. フライパンに油とにんにくを入れて弱火にかけ香りが立ってきたら玉ねぎとエリンギを順に入れて炒める。
3. 薄力粉を全体にふり入れてまぜる。Aも加えてへらでよくまぜ、とろみをつける。ほたてとブロッコリーも加えて塩、こしょうをし、耐熱性の皿に流してチーズをちらす。
4. オーブントースターやグリル、オーブンで全体にこんがり焼き色がつくまで焼く。

※早ゆでのマカロニをゆでておき、焼く際に加えればマカロニグラタンに。主食も兼ねたワンプレートにしてもOK。

主菜 とろっと半熟卵がおいしいソースに

目玉焼きとズッキーニのソテー

113kcal　塩分0.7g　カ40mg　鉄1.3mg　葉67μg（1人分）

材料＜2人分＞

- 卵 …………………2個
- パプリカ …………½個
  ：4つ割りにし斜めに切る
- ズッキーニ ………½本
  ：1cmの輪切り
- 塩 …………小さじ⅙
- こしょう …………小少々
- オリーブ油 ……小さじ1

作り方

1. フライパンにオリーブ油を入れて熱し、パプリカとズッキーニの片面を焼き、裏返し、卵を落とす。ふたをして卵を好みの固さになるまで焼いて塩、こしょうをする。

※他の野菜やきのこ類を入れて焼いたり、食べるときに生野菜を添えても。

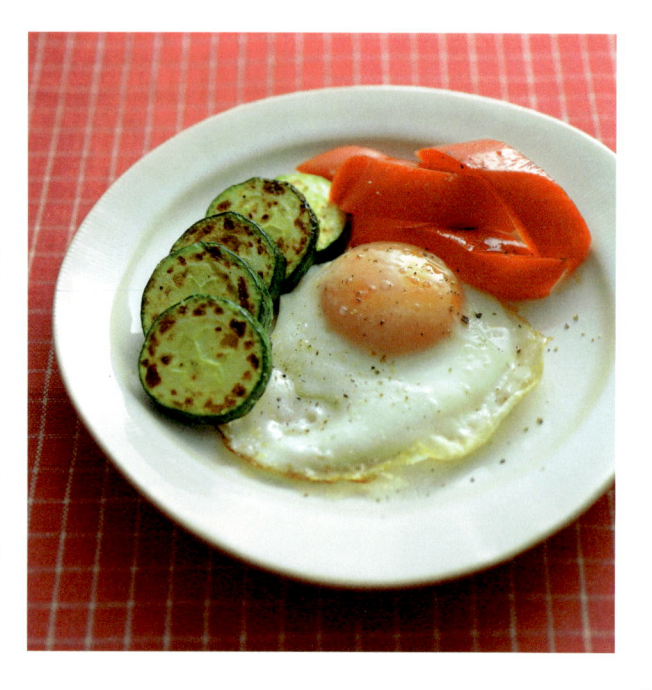

卵と乳製品メイン

副菜のバリエーション

卵＆乳製品をメインのおかずに選んだときには、
副菜は葉酸を補完する緑黄色野菜や、きのこを使ったものを。
もみのりや青のりを風味づけに使えば、さらに葉酸アップ！

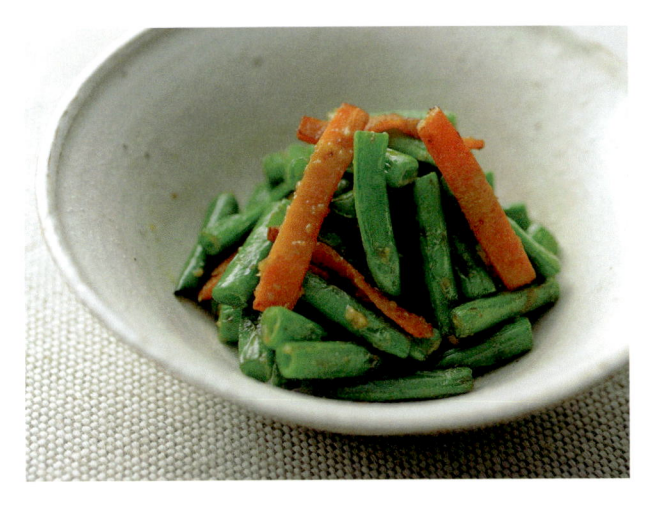

副菜 緑黄色野菜が手軽に摂れます
いんげんのみそ炒め

44kcal　塩0.5g　力35mg　鉄0.6mg　葉34μg（1人分）

材料＜2人分＞

さやいんげん……130g
：筋をとり長さ3cmに切る
にんじん…………2cm
：1cm幅の薄切り
塩………………少々
オリーブ油……小さじ1
A［みそ………小さじ1
　 酒…………小さじ1］

作り方

1　フライパンにオリーブ油を熱しいんげんを炒め、にんじんを加えて塩をふりさらに炒める。最後Aを加え、さっと炒めて火からおろす。

副菜 フライドポテトやチップスを食べたい時に
のり塩ポテト

66kcal　塩分0.5g　力5mg　鉄0.6mg　葉12μg（1人分）

材料＜2人分＞

じゃがいも………1個
：1cm幅の輪切り
青のり…………小さじ1
塩………………小さじ1/6
オリーブ油……大さじ1/2

作り方

1　フライパンに油を熱しいもを入れ火を弱め、両面がこんがり色づくまでじっくり焼き、塩をふってのりをまぶす。

※フライドポテトが食べたいときには、手作りすると油の質がよくエネルギーも抑えられてgood！

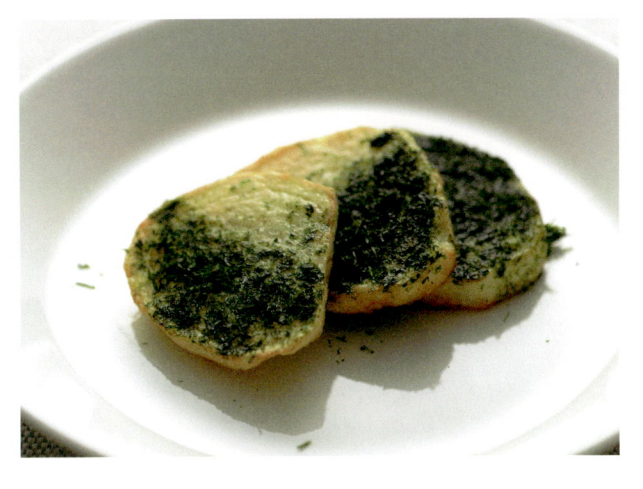

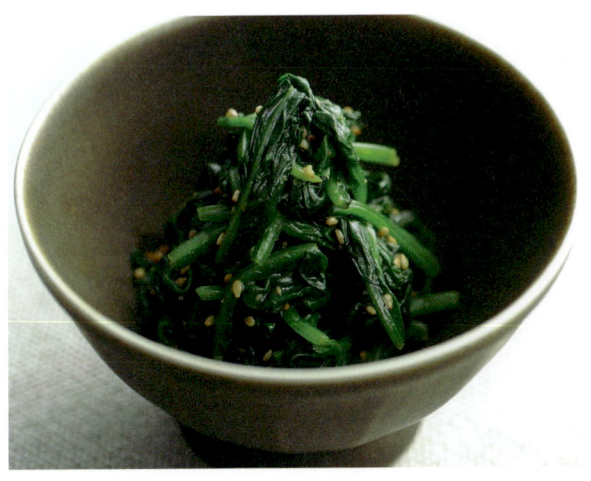

副菜 にんにく風味のきいたあえもの
ほうれん草のナムル

45kcal　塩分0.4g　力60mg　鉄0.7mg　葉70μg（1人分）

材料＜2人分＞

ほうれん草………120g
：長さ4cmに切る
A［しょうゆ……小さじ1
　 にんにく………少々
　 ：すりおろす
　 ごま油………小さじ1
　 すりごま（白）…小さじ1］
：まぜる

作り方

1　ほうれん草は沸騰した湯でゆで、水にとって水気をしぼり、Aであえる。

※冷凍ほうれん草を利用しても。

卵と乳製品メイン

ごはんと汁もののバリエーション

ごはんと汁ものには鉄分＆カルシウムの多い豆製品を使えばより強力に栄養分をサポートできます。緑黄色野菜で葉酸も同時に摂れば、完璧な妊婦定食の完成！

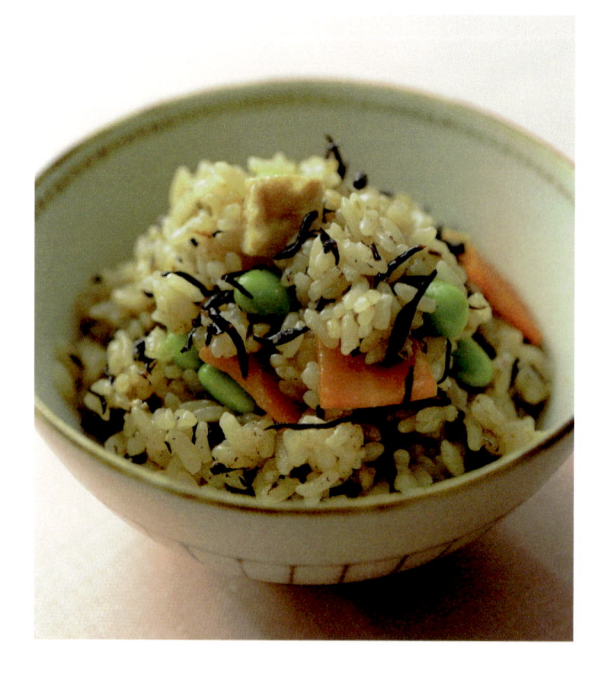

主食　ほっとする和風味の具だくさんごはん
ひじきと油揚げの枝豆ごはん

250kcal　塩分0.4g　カ104mg　鉄1.5mg　葉40μg（1人分）

材料＜作りやすい分量・約3人分＞

- ひじき缶 …………… 30g
- にんじん …………… 1cm
  :いちょう切り
- 油揚げ …………… 1/3枚
  :キッチンペーパーで軽く油をふき、1cmの色紙切り
- 枝豆（冷凍・さや付き）…… 60g
  :解凍してさやからだす
- しょうゆ ………… 小さじ1
- 砂糖 ……………… 小さじ1
- 酒 ………………… 小さじ1
- スキムミルク ……… 大さじ3（18g）
- 油 ………………… 小さじ1
- 米 ………………… 1合

作り方

1. 炊飯器にすべての材料を入れ、1.5合の目盛りまで水を加えひとまぜして普通に炊く。

※しょうゆなどの調味料を入れてごはんを炊く場合は、時間をあけずにすぐに炊きましょう（塩分入りの水に米を長く浸しておくと、ごはんに芯が残るため）。

主食　塩味でさっぱり、でも栄養詰まってます
わかめ入り大根菜めし

260kcal　塩分0.7g　カ82mg　鉄1mg　葉40μg（1人分）

材料＜2人分＞

- 大根の葉 …………… 50g
  :斜め薄切り
- 塩 ………………… 小さじ1/6
- カットわかめ ……… 大さじ1
  :袋の表示通り戻して水気をしぼる
- 温かい白ごはん …… 300g

作り方

1. 大根の葉に塩をふって少しおく。水気が出たらしぼり、わかめと一緒にごはんにさっくりとまぜる。

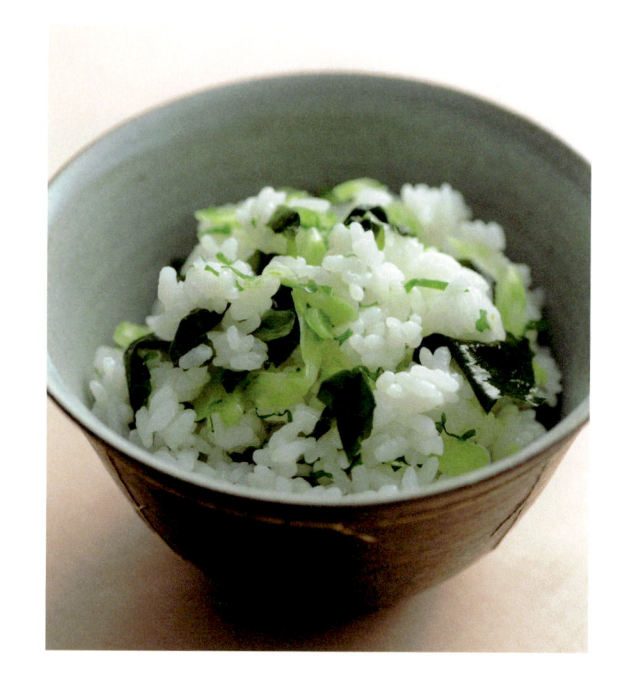

汁物 炒めなすとみょうがのおすまし

なすとみょうがはよく合う名コンビ

21kcal　塩分0.9g　カ17mg　鉄0.4mg　葉27μg（1人分）

材料＜2人分＞
- なす ……………… 2本
  :4等分にして1cm幅の薄切り
- みょうが ………… 2個
  :半分に切り斜め薄切り
- 油 ……………… 小さじ1
- A ┌ しょうゆ …… 小さじ2
　　├ 昆布 …… 2cm角・1枚
　　└ 水 ……… 1と1/2カップ

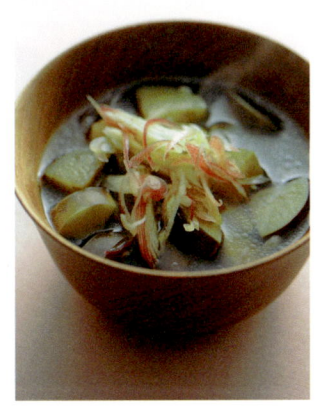

作り方
1. 鍋に油を熱しなすを炒め、Aを入れ煮立てて2〜3分煮る。椀に盛りみょうがを飾る。

汁物 クレソンと油揚げのみそ汁

クレソンの苦みとこってり油揚げが合います

39kcal　塩分1.1g　カ41mg　鉄0.7mg　葉30μg（1人分）

材料＜2人分＞
- クレソン ………… 1/2束
  :細かくきざむ
- 油揚げ …………… 1/3枚
  :油抜きをして1cmの角切り
  ※油抜きの方法はP.42の「厚揚げの油抜き」を参照
- 昆布 ……… 2cm角・1枚
- 水 ………… 1と1/2カップ
- みそ ………… 大さじ1
- かつお節 …… ひとつまみ

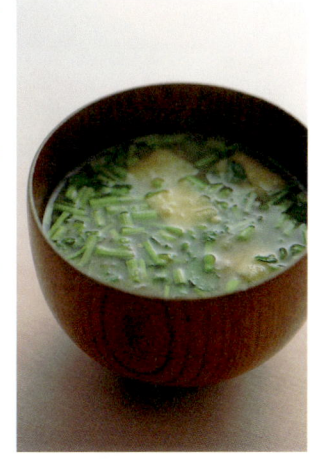

作り方
1. クレソンを椀に入れる。
2. 鍋に昆布と水を入れ、煮立ってきたら油揚げを入れる。みそをとき入れ、かつお節を加えてひと呼吸おき1に注ぐ。

汁物 ミックスベジタブルの中華風スープ

あっさり塩味の中華版ミネストローネ

64kcal　塩分1.3g　カ20mg　鉄0.5mg　葉45μg（1人分）

材料＜2人分＞
- 大根 ……………… 3cm
  :1cm角切り
- ミックスベジタブル … 90g
- しょうが ………… 少々
  :すりおろす
- ごま油 ………… 小さじ1
- A ┌ 鶏ガラスープの素
　　│ ……………… 小さじ1
　　└ 水 ……… 1と1/2カップ
- 塩 …………… 小さじ1/5
- こしょう ………… 少々

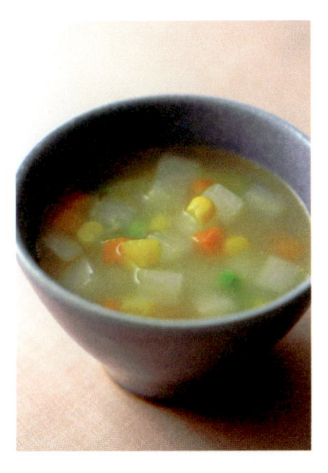

作り方
1. 鍋に油を熱し、大根を焦がさないように炒める。Aとミックスベジタブルを加え、ふたをして5〜6分煮る。
2. しょうがを加え、塩、こしょうで味をととのえる。

汁物 ポークベジスープ

豚汁の洋風バージョン、コンソメ風味

164kcal　塩分1.3g　カ35mg　鉄0.8mg　葉43μg（1人分）

材料＜2人分＞
- 豚もも薄切り肉 …… 50g
  :細く切る
- 卵 ………………… 1個
  :といておく
- キャベツ ………… 1枚
  :1cm角切り
- 玉ねぎ …………… 1/4個
  :1cm角切り
- にんじん ………… 1/4本
  :1cm角の色紙切り
- スイートコーン缶 … 50g
- オリーブ油 …… 大さじ1/2
- A ┌ コンソメスープの素（固形）
　　│ ………………… 1/4個
　　└ 水 ……… 1と1/2カップ
- 塩 …………… 小さじ1/4
- こしょう ………… 少々
- ドライパセリ … 小さじ1/2

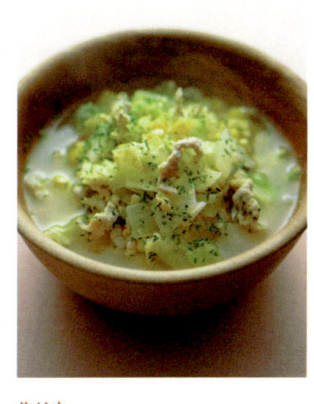

作り方
1. 鍋に油を熱し豚肉、野菜の順に炒める。といた卵を加え、いり卵を作るようにさらに炒める。
2. Aを加えて3分煮て仕上げにパセリを加え、塩、こしょうで味をととのえる。

Q&A

妊娠中の食のギモン
妊娠食育研究会ドクターが解決！

「栄養・サプリメント」編

妊娠食育研究会の活動には、全国の産婦人科病院が参加しています。ドクターたちが現場で聞く、妊婦さんの生の声を集めました。

※P.70「ダイエット・食生活」編もご覧ください！

Q1 妊娠したら葉酸を摂るのがよいと聞きましたがなぜですか？

妊娠初期に不足すると赤ちゃんの神経管閉鎖障害が起きやすくなります（P.8参照）。葉酸は、ほうれん草やのりなどをよく食べる昔の食生活では足りていましたが、現代では不足しがちです。意識してぜひ摂りましょう。

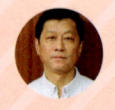

医療法人産育会　堀病院
院長　堀裕雅

Q2 貧血で鉄分を多めに摂るように言われました。どうすればよいですか？

本書P.9を参考に、まずは食事から鉄分を摂ってください。貧血には鉄分不足の「鉄欠乏性貧血」のほか、葉酸とビタミンB_{12}が足りない「葉酸欠乏性貧血」があり、葉酸も必要です。出産の際は、どなたも牛乳びん1本分以上の出血をします。こまめに摂って備えてください。

Q3 健康のために飲んでいるサプリメントは続けられますか？

問題ありませんが、日々の食事をメインにサプリメントはあくまでも「サプライ＝補足」するものとして摂ってください。摂りすぎるとお母さんと赤ちゃん両方に害になるものもあり、必ず表示量を守ってください。

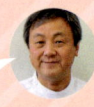

社会福祉法人聖母会
聖母病院産婦人科　部長
樋口泰彦

Q4 子供がアレルギー体質にならないよう、牛乳・卵・大豆は摂取しない方がよいのですか？

お母さん自身にアレルギーがあって摂取できない場合をのぞき、神経質になりすぎず普通に食べていただいて大丈夫です。

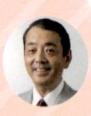

財団法人神奈川県警友会
けいゆう病院　産婦人科部長
中野眞佐男

Q5 食品添加物はよくないですか？

食品添加物は安全のために食品衛生法でその基準が決められています。食品パッケージに使用添加物が表示されていますので、内容をよく見るようにしましょう。もしご心配でしたら食品メーカーにお問い合わせください。

Part 5

お昼におすすめ！

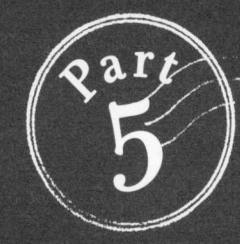

ボリューム一品一菜

仕事を続けながら妊娠期間を過ごす人が増えてきました。
メイン1品＋副菜1品で完成するシンプル献立は昼はもちろん
疲れた日や、キッチンに長時間立てない日の夕食にもどうぞ。
必要な栄養素はそのままに、ランチボックスに詰められる
お弁当バージョンも考えました。外出先でも栄養がっちり！

ボリューム一品一菜

VOLUME DISH 1 Recipe

ねぎ塩肉うどん定食

塩味でさっぱり。でも具材をたっぷり使い、栄養、ボリューム共に満点のお得な定食。
牛肉で鉄分、桜えびとだしに使う煮干しの粉でカルシウムが補給できます。
副菜には葉酸が豊富な菜の花を。1束丸ごとゆでておけば、使いまわしがきいて便利ですよ。

主菜・主食　ねぎ塩肉うどん

431kcal　塩分2.1g　カ215mg　鉄2.2mg　葉81μg（1人分）

材料＜2人分＞

ゆでうどん……2玉（460g）	タアサイ……………1株（長さ2cmに切る）
牛赤身薄切り肉（輸入牛）……100g	長ねぎ………………1本（斜め薄切り）
下味	ごま油…………大さじ1
酒………………小さじ1	A　しょうがの千切り……½かけ分
塩………………少々	桜えび………大さじ2
片栗粉…………小さじ½	煮干し粉……大さじ1
	塩……………小さじ⅓
	こしょう………少々
	かつお節………5g（1パック）

作り方

1. 肉に下味をまぶす。フライパンに油を熱し、肉をほぐしながら炒め、タアサイ、長ねぎの順に入れて炒める。
2. ゆでうどんも入れてほぐし、Aを加え全体にまぜる。器に盛りかつお節をちらす。

副菜　菜の花のからしあえ

21kcal　塩分0.5g　カ85mg　鉄1.1mg　葉115μg（1人分）

材料＜2人分＞

菜の花……………120g	しょうゆ………小さじ1
	練りからし………少々

作り方

1. 菜の花はしばらく水につけてから沸騰湯でゆで、水にとって冷ます。水気をしぼり、3cm長さに切る。からしをといたしょうゆであえる。

\お弁当にもできます/

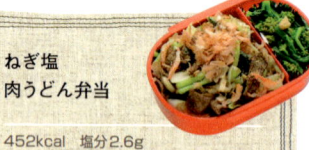

ねぎ塩肉うどん弁当

452kcal　塩分2.6g
カ300mg　鉄3.3mg　葉196μg（1人分）

うどんは同様に作る。菜の花のからしあえはからしじょうゆをあえる手前まで作ってケースに詰める。からしじょうゆは空きビンなどに入れて持ち、食べるときにかけて。

巻末チェックシートの記入に際して

Part5のボリューム一品一菜のレシピは、栄養的に「主菜と主食を兼ねた一品」＋「一副菜」で構成されています。記入の際は、1定食で主菜・主食・副菜を食べたこととして消してください。

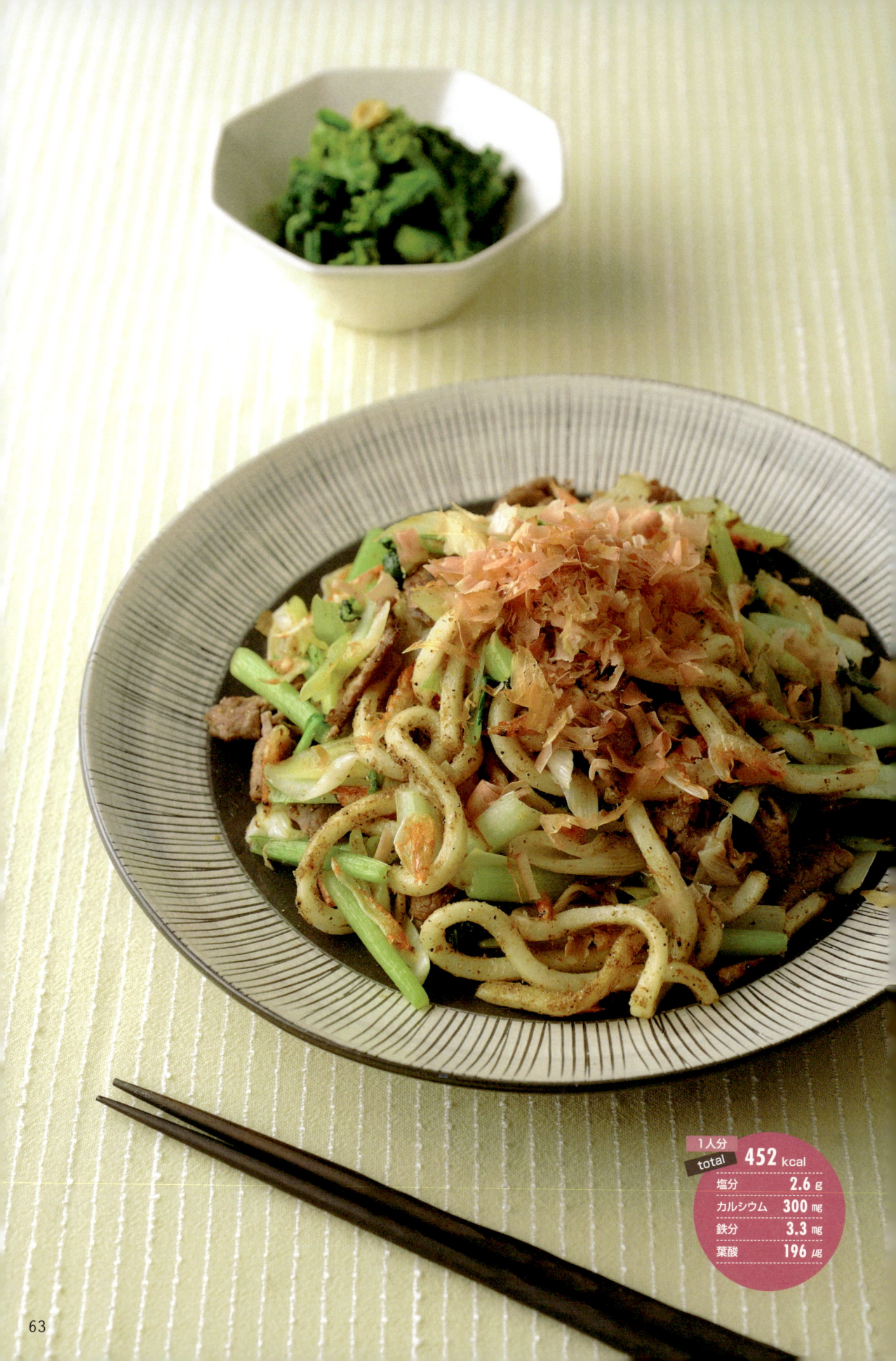

1人分	
total	**452** kcal
塩分	2.6 g
カルシウム	300 mg
鉄分	3.3 mg
葉酸	196 μg

VOLUME DISH! Recipe 2

イタリアンジャポネ定食

日本のさば缶とトマトソース、意外? な組み合わせながら一度試せばハマります!
さばの水煮にはカルシウムと鉄分が多く、前もって買いおきもできるので便利。

1人分	
total	537 kcal
塩分	2.4 g
カルシウム	277 mg
鉄分	3.3 mg
葉酸	149 μg

主菜○ 主食 トマ! サバ! パスタ

489kcal　塩分1.8g
カ257mg　鉄2.6mg　葉99μg(1人分)

材料＜2人分＞
- さばの水煮缶 …… 100g：汁を切る
- おくら …… 10本：塩をまぶし板ずりする
- 玉ねぎ …… 1/2個：縦半分に切り横薄切り
- にんにく …… 1かけ：薄切りに
- オリーブ油 …… 大さじ1
- A ┌ トマト水煮缶(カット・無塩) …… 1/2缶
　　├ 塩 …… 小さじ1/4
　　└ コンソメスープの素(固形) …… 1/2個
- こしょう …… 少々
- スキムミルク …… 大さじ1と1/2(9g)
- スパゲティ(乾) …… 140g

作り方
1. 鍋に油とにんにくを入れて弱火にかけ、香りが立ったら玉ねぎを入れてしんなりとするまで炒め、Aを加え5〜6分煮、こしょうをする。
2. 鍋に湯を沸かし塩(分量外)を入れ、パスタの袋の表示通りにゆでる。ゆで上がりの1分前におくらも加える。一緒にざるにあげて、おくらは斜め半分に切る。
3. 器に2を盛り、1をかけ、さばの水煮缶をのせ、スキムミルクをふりかける。

※トマトソースは作りおきにおすすめです!

副菜 コーンとレタスのサラダ バルサミコ風味

48kcal　塩分0.6g
カ20mg　鉄0.7mg　葉50μg(1人分)

材料＜2人分＞
- サニーレタス …… 2枚(50g)：ひと口大にちぎる
- レタス …… 3枚(60g)：ひと口大にちぎる
- スイートコーン …… 50g：水気を切る
- もみのり …… 1/2枚
- A ┌ 玉ねぎ …… 10g：薄切り
　　├ バルサミコ酢 …… 大さじ1
　　├ しょうゆ、オリーブ油 …… 各小さじ1
　　└ 黒こしょう …… 少々

作り方
1. 野菜の水気をふき、コーンとともに器に盛り、食べる直前にAをかけもみのりをちらす。

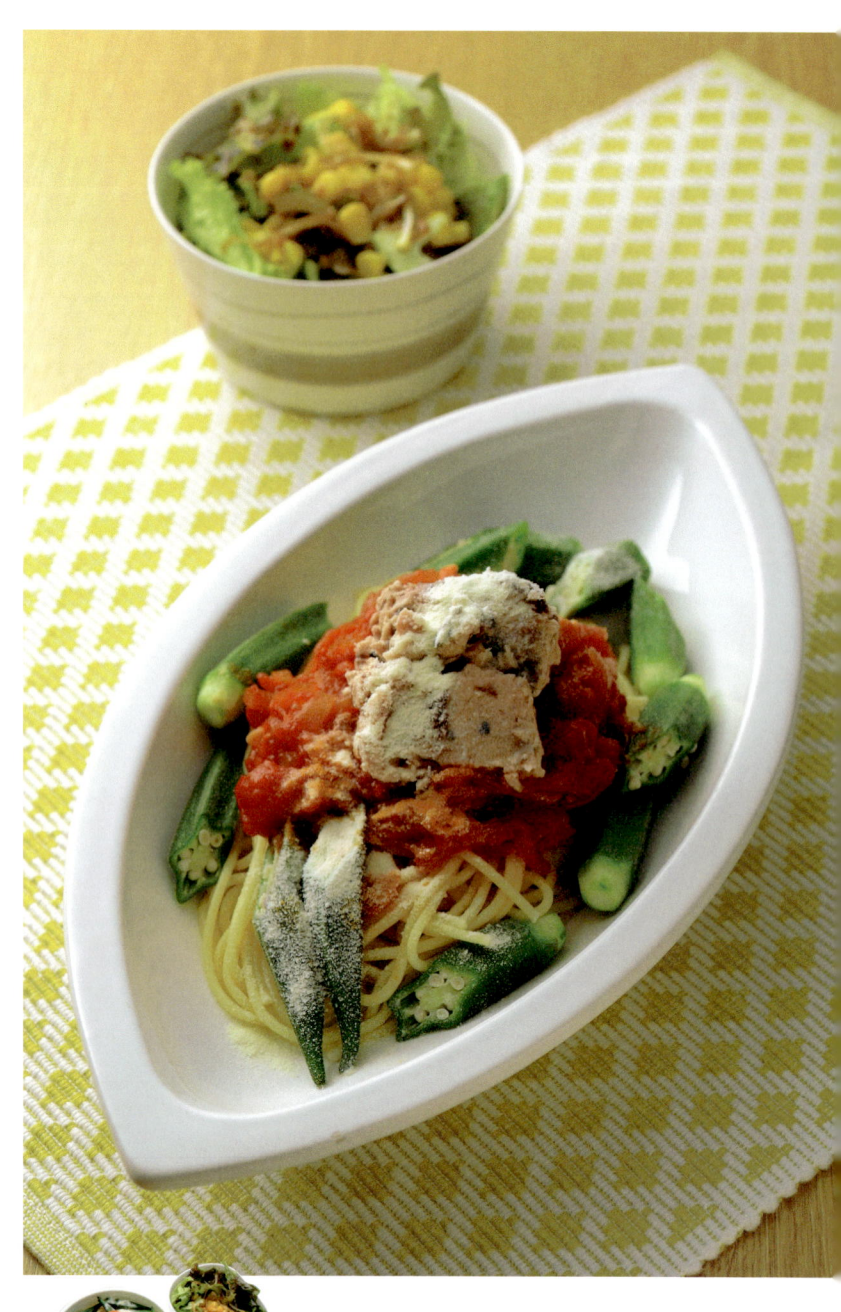

\お弁当にもできます/

トマトパスタ弁当
512kcal　塩分2.5g
カ290mg　鉄3.6mg
葉204μg(1人分)

パスタはさばの水煮缶を入れずに作り、個別包装のプロセスチーズ1個を持参。スキムミルクは食べるときにかける。サラダもドレッシングを空きビンに入れ、食べるときにかけて。

VOLUME DISH! Recipe 3 ジャージャー丼定食

緑黄色野菜と豆腐で葉酸・鉄・カルシウムをがっちりカバーした優秀な定食。
市販のもずく酢独特の味わいを生かした、とろとろおいしい豆腐レシピもできました。

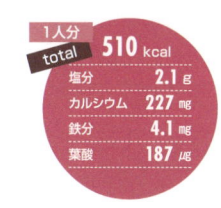

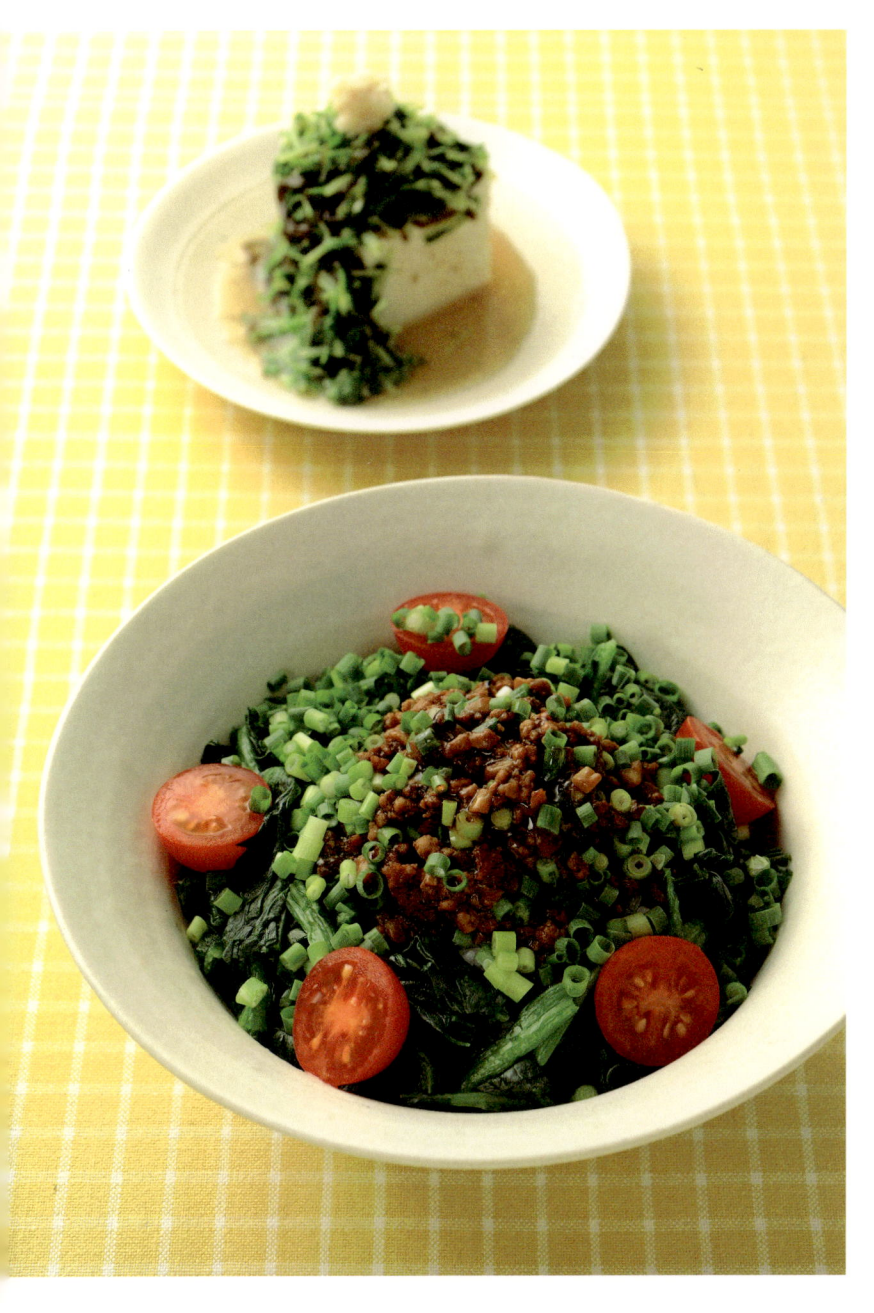

1人分 total	510 kcal
塩分	2.1 g
カルシウム	227 mg
鉄分	4.1 mg
葉酸	187 µg

主菜／主食　ジャージャー丼

437kcal　塩分1.7g
カ123mg　鉄2.9mg　葉124µg（1人分）

材料＜2人分＞
- 豚赤身ひき肉 ……………… 100g
- 酒 ………………………… 小さじ2
- ぶなしめじ …… ½パック：粗みじん切り
- ごま油 …………………… 小さじ1
- 豆みそ ………………… 大さじ1と½
  :赤みそ大さじ1と⅓でも
- A ┌ 砂糖 …………………… 大さじ½
  │ こしょう ………………………… 少々
  │ 片栗粉 ………………… 小さじ1
  └ 水 …………………………… ¼カップ
- 温かい白ごはん …………… 300g
- ミニトマト ……… 5個：半分に切る
- ほうれん草（冷凍） ………… 120g
- 小ねぎ ……………………… 5本
- ラー油（好みで） ……………… 適宜

作り方
1. 豚肉に酒をふっておく。耐熱皿にほうれん草をのせ、電子レンジ600Wで2分加熱する。フライパンに油を熱しぶなしめじ、豚肉の順に炒め、豆みそ、Aも順に入れてまぜる。
2. 器にごはんを盛り、1をかけ、ほうれん草とトマトを添え、小ねぎをちらす。好みで食べる際にラー油をかける。

副菜　とろとろもずく豆腐

73kcal　塩分0.4g
カ104mg　鉄1.2mg　葉63µg（1人分）

材料＜2人分＞
- 木綿豆腐 ……… ½丁（150g）：2等分に切る
- 豆苗 ………… ½パック（70g）：1cm幅に切る
- もずく酢（市販） ……… ½パック（80g）
- しょうが ……………………… 適宜
  :すりおろす

作り方
1. 豆苗は耐熱容器に入れてふんわりとラップをかけ、電子レンジ600Wで1分加熱する。粗熱が取れたらもずく酢とあえる。
2. 豆腐を器に盛り1をかけ、しょうがをのせる。

\お弁当にもできます/

ジャージャー丼弁当
445kcal　塩分2.1g
カ131mg　鉄3.1mg
葉126µg（1人分）

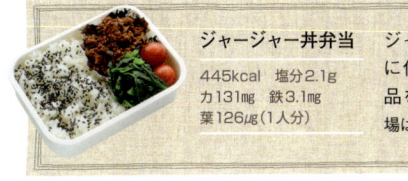

ジャージャー丼だけ同様に作る。もずく酢は市販品を1パック持参して（夏場は保冷剤をつけると安心）。

VOLUME DISH! Recipe 4 さけフレーク丼となつかしのみそ汁定食

米は胚芽ごはんにして、微量ながら鉄分や代謝に必要なビタミンB群をコツコツ摂取。
さけは冷めてもおいしい食材なのでお弁当にも便利です。ごまでカルシウムもアップ！

主菜・主食 さけフレーク丼

384kcal　塩分1.1g
カ206mg　鉄3.6mg　葉83μg（1人分）

材料＜2人分＞

- 温かい胚芽ごはん ……………… 350g
- A ┌ さけフレーク（市販）……………… 40g
- 　│ 酢、青のり、いりごま（白）…各大さじ2
- 　└ 水菜 ……… 2株（60g）：長さ1cmに切る
- いくら ……………………………… 30g

作り方

1. ごはんにAをまぜ器に盛り、いくらをのせる。

副菜 なつかしのおばあちゃんみそ汁
（ほうれん草、油揚げ、小ねぎ）

59kcal　塩分1.2g
カ133mg　鉄1.9mg　葉116μg（1人分）

材料＜2人分＞

- ほうれん草（冷凍） ……… 120g
- 油揚げ …… 1/3枚
  ：油抜きをして3cmの角切り ※油抜きの方法はP.42の「厚揚げの油抜き」を参照。
- 小ねぎ …… 10本：斜めに切る
- みそ …小さじ2強
- かつお節 ……ふたつまみ
- 昆布 …… 2cm角
- 水 … 1と1/2カップ

作り方

1. 鍋に昆布と水を入れ、沸いてきたら、油揚げとほうれん草を入れる。さらに煮立て、みそをとき入れ、小ねぎとかつお節を加えひと煮する。

1人分 total 443kcal
塩分　2.3g
カルシウム　339mg
鉄分　5.5mg
葉酸　199μg

\お弁当にもできます/

さけフレーク丼弁当
357kcal　塩分0.8g
カ197mg　鉄3.4mg　葉73μg（1人分）

市販の玉子スープ+冷凍ほうれん草
53kcal　塩分1.6g　カ78mg　鉄1mg
葉78μg（1人分）

さけフレーク丼は生いくらをのせずに、普通に作るかおにぎりに。みそ汁はインスタントの減塩タイプか、玉子スープで代用（ただし市販のみそ汁は減塩でも塩分が高いので、汁を少し残して）。

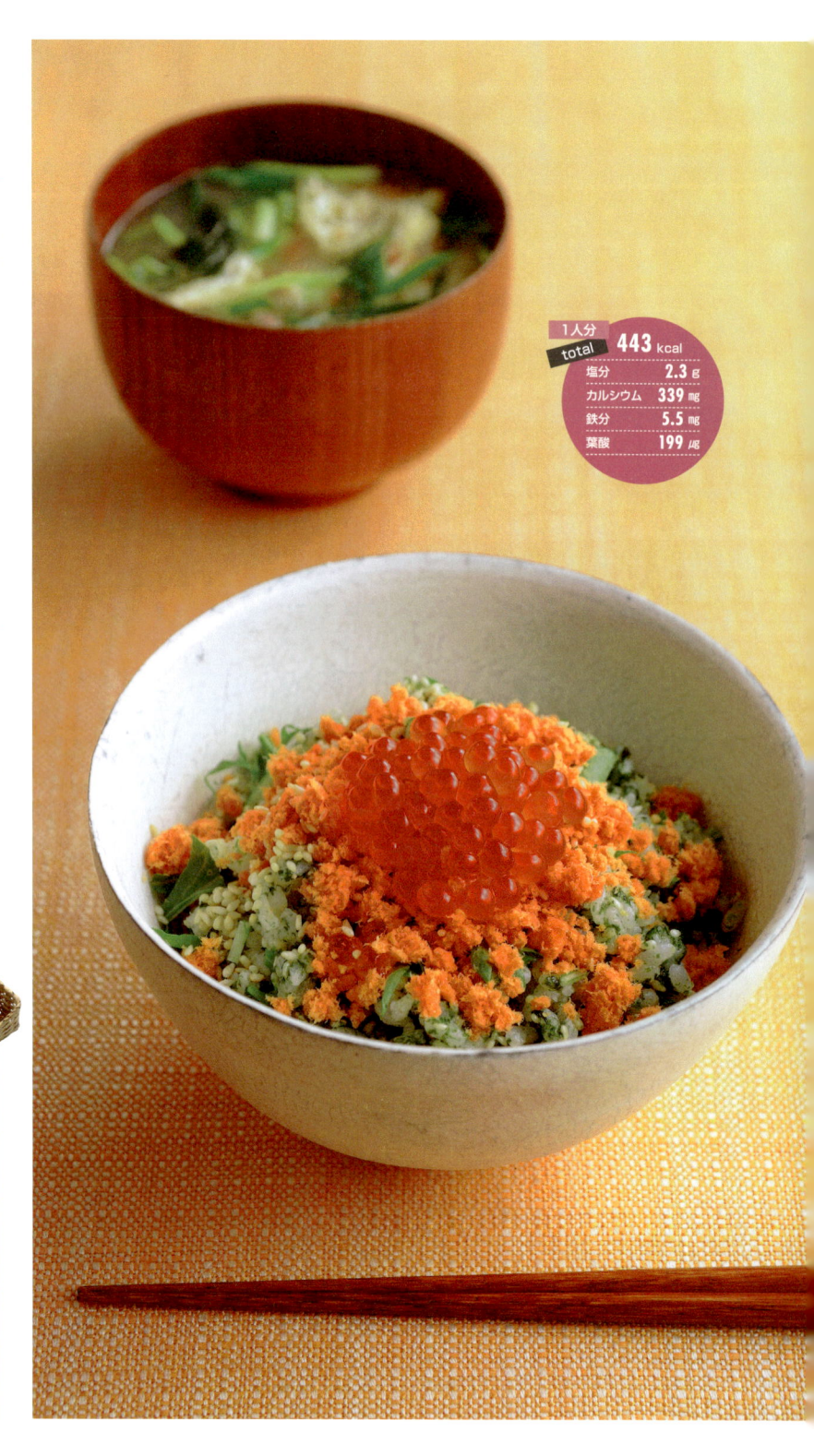

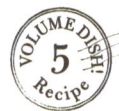

もちもち！そばこのみ焼き定食

VOLUME DISH! Recipe 5

そば粉は薄力粉よりもミネラル・ビタミン・食物繊維が豊富。青のりをプラスして
さらに鉄分アップ！ かぼちゃとあずきで作る、デザートのようなプチおかずを一緒に。

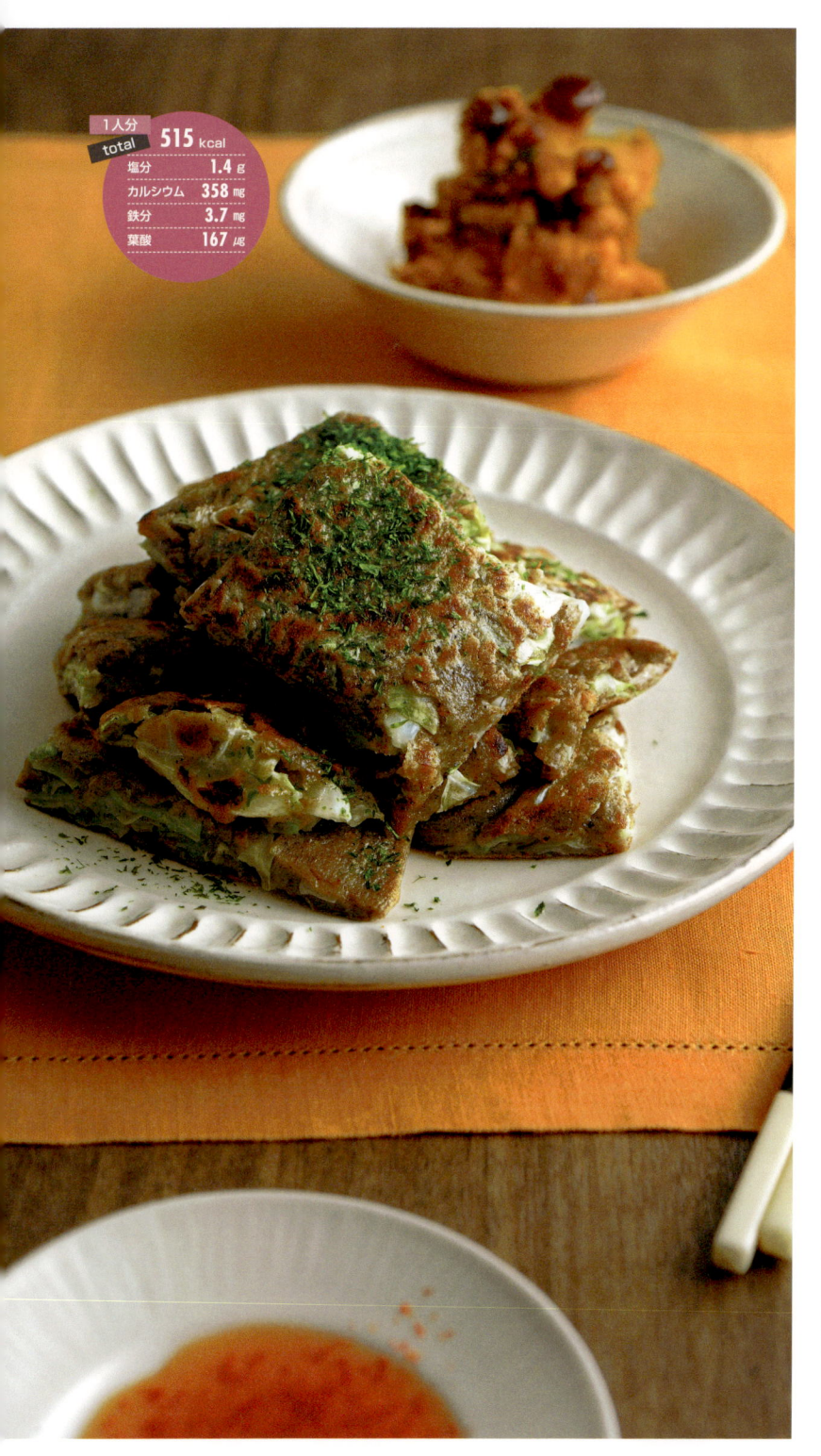

1人分 total **515** kcal
塩分　1.4 g
カルシウム　358 mg
鉄分　3.7 mg
葉酸　167 μg

主菜／主食　もちもち！そばこのみ焼き

388kcal　塩分1.3g
カ343mg　鉄3.0mg　葉130μg（1人分）

材料＜2人分＞

A
- そば粉 …… 60g
- 薄力粉 …… 80g
- 水 … 1と½カップ
- キャベツ … ⅛個（250g）：ざく切り
- 桜えび … 大さじ2
- 煮干し粉 …… 大さじ2
- スキムミルク …… 大さじ3（18g）

ごま油 …… 小さじ2

たれ
- しょうゆ …… 小さじ2
- 酢 …… 大さじ2
- 一味唐辛子 …… 適宜
- 青のり …… 小さじ1

作り方

1. Aの材料をすべてまぜて生地を作る。フライパンに油を熱し、両面を弱火でこんがり焼く。ひと口大に切り分け器に盛り、青のりをかけたれを添える。

副菜　かぼちゃとあずきのいとこあえ

127kcal　塩分0.1g
カ15mg　鉄0.7mg　葉37μg（1人分）

材料＜2人分＞

- かぼちゃ …………………160g
  ：ひと口大に切る
- ゆであずき缶 ……………50g

作り方

1. かぼちゃを耐熱容器に入れ、ふんわりとラップをかけ電子レンジ600Wで3分加熱する。あずきとあえる。

\ お弁当にもできます /

そばこのみ焼き弁当

512kcal　塩分1.3g
カ379mg　鉄5.6mg　葉235μg（1人分）

同様に作って詰める。そばこのみ焼きのたれは別に作り、空きビンに入れて、食べるときにかけて。

VOLUME DISH! Recipe 6 アジアンごはん定食

たまにはテイストを変えて、妊娠中もこんなエスニック風の定食はいかが？
乾物のカットわかめと桜えびをフル活用して、アジアンメニューも手軽に楽しめます。

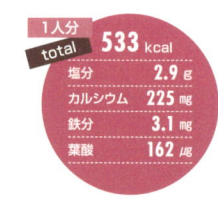

1人分 total 533 kcal
- 塩分 2.9 g
- カルシウム 225 mg
- 鉄分 3.1 mg
- 葉酸 162 µg

主菜・主食　さっぱりナシゴレン風

443kcal　塩分1.1g
カ75mg　鉄2mg　葉101µg（1人分）

材料〈2人分〉

温かい胚芽ごはん……300g	小ねぎ……10本（細かくきざむ）
ピーナッツオイル（またはオリーブ油）……小さじ2	卵……2個
しょうゆ……小さじ2	油……小さじ1/2
	ひよこ豆（ゆで・缶詰またはドライパック）……70g

作り方

1. フライパンに油を温め、卵を入れふたをして弱火に変え2〜3分焼いて半熟目玉焼きを作る。
2. 温かい胚芽ごはんに、ひよこ豆、ピーナッツオイル、しょうゆ、小ねぎの順にまぜ、器に盛り**1**をのせる。

副菜　干しえびと香菜のエスニックスープ

90kcal　塩分1.8g
カ150mg　鉄1.1mg　葉61µg（1人分）

材料〈2人分〉

若鶏むね肉（皮なし）……50g	にら……1/2束（50g）：2cm角に切る
A｛しょうが：薄切り……5枚 / 塩……少々 / 酒……小さじ1 / 水……1と1/2カップ｝	ナンプラー……小さじ2
木綿豆腐……1/3丁（100g）：2cm幅に切る	カットわかめ（乾）……小さじ2
もやし……100g	塩……小さじ1/3強
桜えび……大さじ2	香菜……適宜 ※三つ葉でもよい
	レモン……1/4個

作り方

1. 鍋に**A**を沸かし鶏肉を入れ、沸騰しないように3〜4分加熱する。一度取り出して粗熱がとれたら手でさいておく。
2. ナンプラー、もやし、豆腐を入れ2〜3分煮る。鶏肉を戻し、にらを加えてさっと煮てから桜えびとわかめも加えてさらにさっと煮、塩で調味する。香菜をちらしてレモンを添える。

※1でゆでた鶏肉はゆで汁につけたまま冷まし、ハム代わりに使えます（冷蔵で2日保存可能）。
※ビーフンを加えて主食兼用にしても。

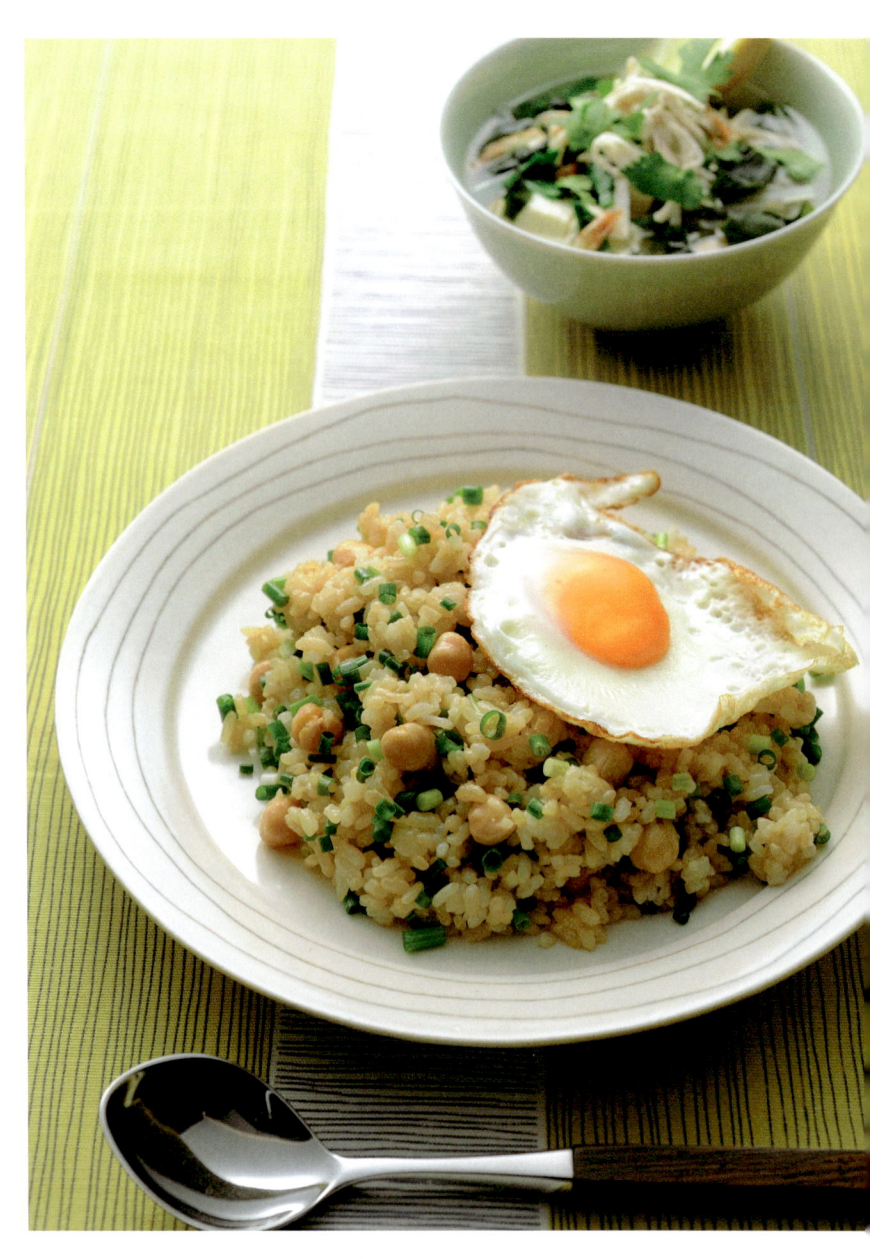

\お弁当にもできます/

アジアンごはん弁当
443kcal　塩分1.1g　カ75mg
鉄2mg　葉101µg（1人分）

市販の春雨スープ（しょうゆ味）+干しえび
89kcal　塩分1.6g　カ60mg
鉄0.1g　葉酸7µg（汁を半分残す）

ナシゴレンは目玉焼きをよく焼いてかために作るか、ゆで卵にかえて。スープは干しえびを別で持ち、インスタントの春雨スープに加えて飲む（ただし市販品は塩分が高いので汁を半分残す）。

VOLUME DISH Recipe 7 いわしのかば焼き丼定食

カルシウムと鉄分豊富ないわしを甘辛いかば焼きで。みそ汁のアスパラガスで葉酸を補給。
かば焼きを作る際ピーマンとねぎを一緒に炒めて添えれば、さらに野菜たっぷり。

1人分 total	573 kcal
塩分	2.2 g
カルシウム	229 mg
鉄	3.4 mg
葉酸	180 μg

主菜○ 主食 いわしのかば焼き丼

530kcal　塩分1g
カ143mg　鉄2.2mg　葉64μg（1人分）

材料＜2人分＞

- いわし（開き） …… 3枚（100g）
  - ：または自分で頭を落として手開きにする
- 酒 …… 小さじ1
- 薄力粉 …… 小さじ2
- 油 …… 大さじ½
- A
  - しょうゆ …… 小さじ2
  - 砂糖 …… 小さじ2
  - 酒 …… 大さじ1
  - ：合わせておく
- パプリカ（赤） …… ½個
  - ：半分に切り長さ2cmに
- 長ねぎ …… ½本
  - ：長さ4cmに
- いりごま（白） …… 小さじ5
- ごはん …… 350g
- 山椒 …… 適宜

作り方

1. いわしに酒をふっておく。ごはんにいりごまをまぜ、器に盛る。
2. 1のいわしの水気をよくふき、薄力粉を薄く全体にまぶす。フライパンに油を熱し、皮目を下にして焼く。空いたところで一緒にねぎとパプリカも焼く。
3. 2を一度返す。Aをまわしかけ、濃度がついたら1に盛り山椒をふる。

副菜 アスパラと長ねぎのぽかぽかみそ汁

43kcal　塩分1.2g
カ86mg　鉄1.2mg　葉116μg（1人分）

材料＜2人分＞

- アスパラガス …… 5本
  - ：下のかたい皮をピーラーでむき斜めに切る
- 長ねぎ …… ½本
  - ：1cm幅の輪切り
- みそ …… 大さじ1弱
- 煮干し粉 …… 大さじ1
- 昆布 …… 2cm角
- 水 …… 1と½カップ

作り方

1. 鍋に昆布と水を入れ、沸いてきたらアスパラガスと長ねぎを入れて2分煮る。みそをとき入れ、煮干し粉を加えひとまぜする。

\お弁当にもできます/

いわしのかば焼き丼弁当

530kcal　塩分1g　カ143mg
鉄2.2mg　葉64μg（1人分）

市販の豆腐みそ汁 ＋ゆでアスパラガス

38kcal　塩分1.4g　カ10mg
鉄分0.4mg　葉95μg

いわしのかば焼きは普通に作り、アスパラガスをゆでて別に持っていく。
みそ汁はインスタントの豆腐入り（減塩タイプ）で代用（ただし市販品は塩分が2g以上あるので汁を半分残す）。

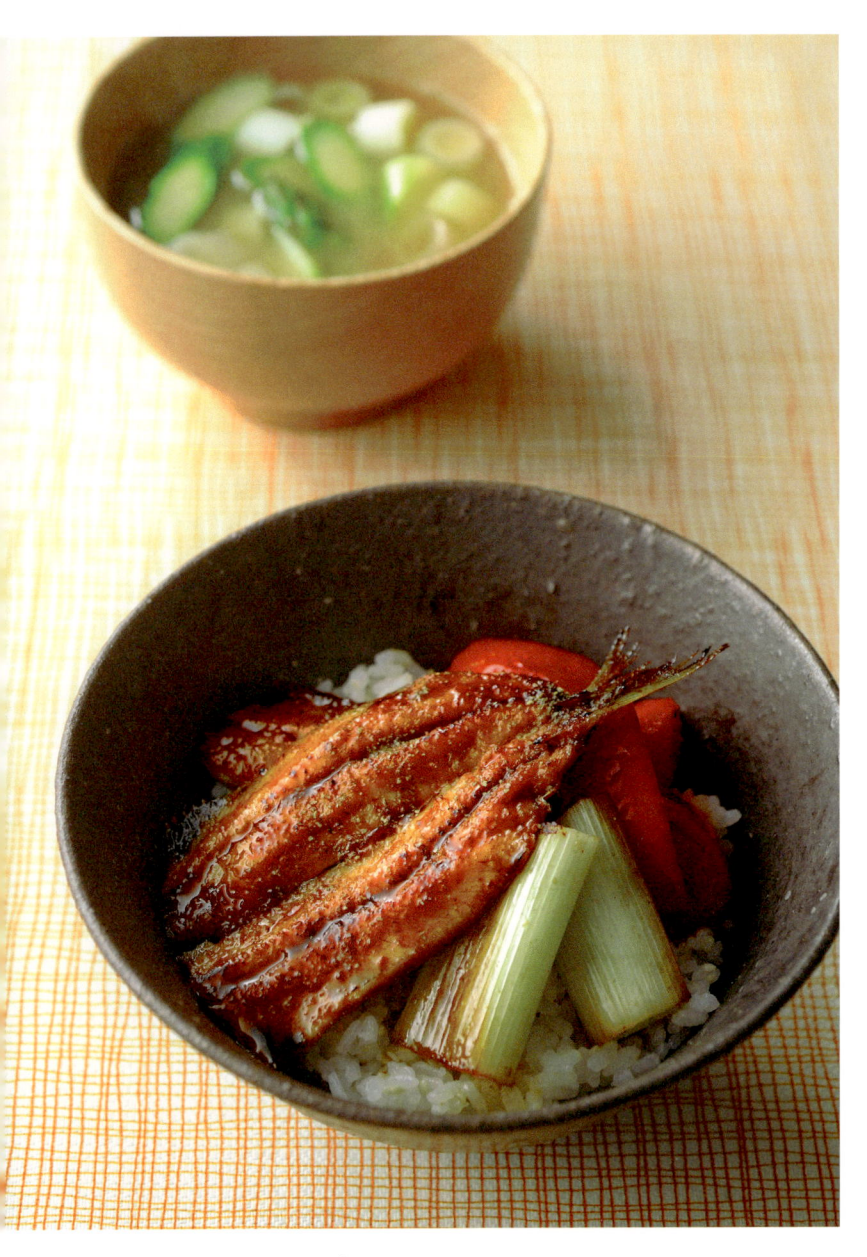

Q&A

妊娠中の食のギモン
妊娠食育研究会ドクターが解決！
「ダイエット・食生活」編

妊娠食育研究会の活動には、全国の産婦人科病院が参加しています。ドクターたちが現場で聞く、妊婦さんの生の声を集めました

※P.60「栄養・サプリメント」編もご覧ください！

Q1 妊娠すると、なぜ体重が増えるのですか？

赤ちゃん・胎盤・羊水の分で合計約4kgの体重増加が必要になるからです。これに発育のための血液量増加と、授乳に備えおっぱいが発達する分も加わります。平均11kg程度の体重増加は普通です。個人差もあり、あまり神経質にならなくても大丈夫です。

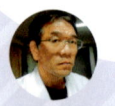

医療法人成和会
山口病院
院長　山口　暁

Q2 妊娠後、便秘になってしまいました。食事で治りますか？

便秘の解消にはまず規則的な食事、特に朝食をきちんと摂ることがおすすめです。根菜やきのこ、海藻などの食物繊維やヨーグルト・納豆などの乳酸菌を含む食品を、バランスよく摂ることも有効です。

Q3 つわりでほとんど食べられませんが、どうしたらよいですか？

この時期は栄養のことよりも口当たりのよい、好きな食べ物を少しでも口にできればよいと考えましょう。口の中で溶ける冷たいアイスクリームなどは食べられるという方が多いようです。水分だけでも摂れると体が少し楽になります。

Q4 妊娠中の生もの摂取はだめですか？

大丈夫です。ただし下痢をするとおなかが張りやすくなりますから、新鮮なものを選ぶように気をつけましょう。また「生もの」だけではなく、妊娠中は下痢をしないように食材はすべて新鮮なものを食べるよう心がけましょう。

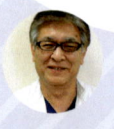

さいたま市立病院
産婦人科　部長
福井谷達郎

Q5 太る自分を見たくありません。どうしたらよいでしょうか？

摂取カロリーを抑えるため、こんにゃくやひじきなどカロリーの少ない食材を取り入れるとよいと思います。たまには、おいしくカロリーの高い食事を楽しんでも大丈夫です。無理のない程度に適度に体を動かしストレッチ、体操などをしてください。

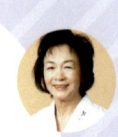

医療法人社団
中林病院
院長　中林清美

Q6 コーヒーが好きですが、妊娠中はやめた方がよいですか？

通常の1～2杯程度なら、妊娠中毎日飲んでもまったく心配ありません。当院のコーヒー好きの妊婦さんにもそのようにお答えしています。ただしたばこはNGです。お酒も少量なら大丈夫という人もいますが、赤ちゃんの脳が作られる妊娠初期から控えた方がよいです。

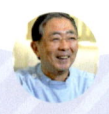

医療法人社団慶水会
前田産婦人科　院長
前田宣紘

Part
6

クイックスープ
&ドリンク

忙しい朝に、すべて2－3ステップでササッと作れる
スープとドリンク13品です。
缶詰や冷凍素材もフル活用しているので
体調が悪くて買い物に行けない日にも便利。
食欲がない日の軽い食事や、小腹が空いたときにも。

クイックスープ＆ドリンク

スープ＆ドリンクレシピ13品

「時間がない」・「食欲がない」ときに便利な、スープ＆ドリンクのバリエーション。すべて2〜3ステップで完成の超時短レシピ。冷凍食材や缶詰もフル活用！買い物できない日もバランスよく栄養が摂れます。小腹が空いたときにもどうぞ。

| 主菜 | 副菜 | 汁物 |

コーンと鶏ボールのあったかシチュー

183kcal　塩分1.5g　カ136mg
鉄1.7mg　葉104μg（1人分）

材料＜2人分＞

A
- 鶏ひき肉 ……………………70g
- 玉ねぎ ……………大さじ2と1/2
  :みじん切り
- 塩 …………………………少々
- こしょう …………………少々
- 水 …………………………大さじ1
:よくまぜておく

B
- 玉ねぎ ……………………1/2個
  :くし切り
- コンソメスープの素（固形）……1/4個
- 水 …………………………1カップ

- スイートコーン缶 ……1/3カップ（50g）
  :水気を切る
- ブロッコリー ……………1/2株（70g）
  :小房に切る
- 無調整豆乳 ………………1/2カップ
- スキムミルク ……………大さじ3（18g）
- 塩 …………………………小さじ1/4
- こしょう …………………少々
- 水とき片栗粉
  :片栗粉大さじ1＋水大さじ2

作り方

1. 鍋にBを入れて煮立てる。よくまぜたAを、スプーンで団子状に丸くすくって鍋に入れる。アクが出たらとり、ブロッコリーとコーンを加えふたをして3分煮る。

2. 小ボウルなどにスキムミルクと豆乳をまぜ、よくといてから1の鍋に入れる。塩・こしょうで味をととのえ、仕上げに水とき片栗粉を加えて、とろみがつくまでよくまぜる。

※パスタを入れてスープパスタにしてもOK！鶏ボールは鶏もも肉60gにかえても。

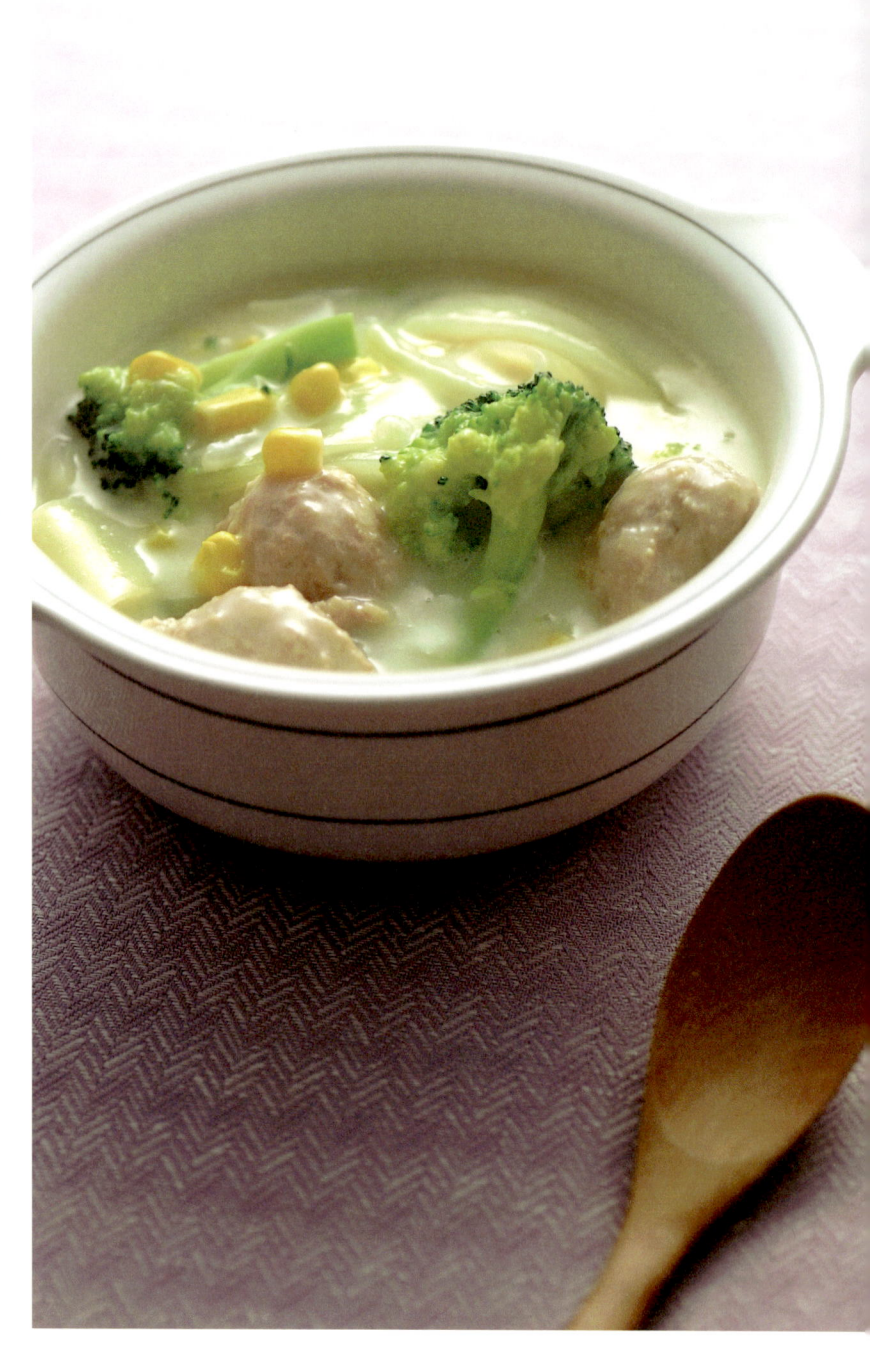

＜巻末チェックシートの記入に際して＞Part6のスープレシピは、カロリーは定食より控えめですが栄養的には主菜や副菜を兼ねます。記入の際は1品でも、主菜・副菜・汁物をすべて食べたこととして各レシピ記載のマークを消してください

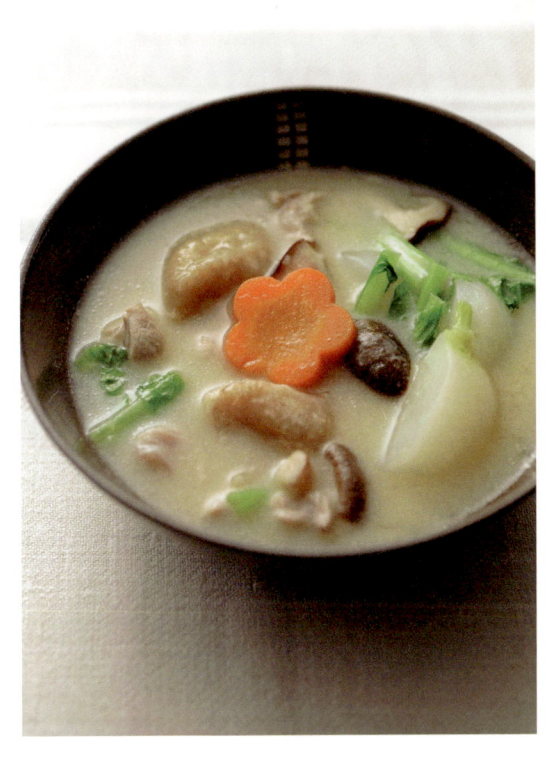

かぶと鶏もも肉の
白みそ仕立て

240kcal　塩分1.6g　カ122mg　鉄1.8mg　葉106μg（1人分）

材料＜2人分＞

若鶏もも肉（皮なし） ……100g
：ひと口大に切る
かぶの葉 ……………60g
：根元を1cm分付けたまま落とし、長さ3cmに
かぶの根 ……………2個
生しいたけ …………2個
：4つ割りに
にんじん ……………2cm
：花型で抜く
昆布 …………………2cm角
水 ……………………1と½カップ
A ┌ 甘みそ ………大さじ1と½
　│ 塩 ……………小さじ⅙
　└ しょうゆ ……小さじ⅓
玄米もち ……………2個（100g）
※普通のもちでもよい。

作り方

1　葉を落としたかぶの、根元に残った土を竹串できれいにとり、洗う。皮をむき、4等分に切る。

2　鍋に昆布、水、かぶの根、にんじんを入れて火にかけ、煮立ってきたら鶏肉としいたけを入れてあくがでたらとり、ふたをして6～7分煮る。

3　もちをトースターでこんがり焼く。鍋にAを入れ、かぶの葉ともちを加えてひと煮する。

※手軽に主食、主菜、副菜を兼ねる便利な一品。朝食（汁を多めに作っておき、朝もちのみ加える）や昼食、軽めにすませたいときに。

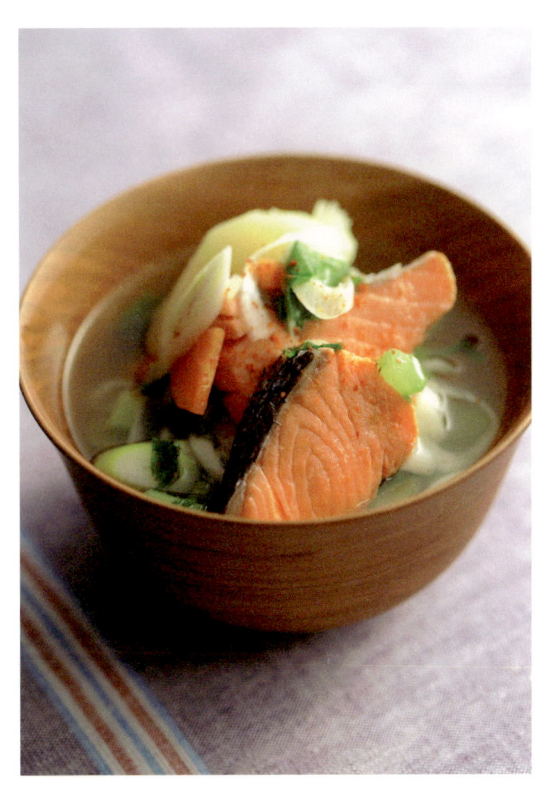

三平汁

144kcal　塩分1.3g　カ135mg　鉄1.7mg　葉95μg（1人分）

材料＜2人分＞

塩ざけ ………………1切れ（80g）
：6等分に切る
じゃがいも …………1個
：皮をむき四つ割り
にんじん ……………2cm
：いちょう切り
大根 …………………3cm
：いちょう切り
大根の葉 ……………80g
：小口切り
長ねぎ ………………1本
：斜め薄切り
A ┌ 昆布 …………2cm角
　└ 水 ……………1と½カップ
塩 ……………………小さじ⅙
一味唐辛子 …………適宜

作り方

1　鍋にAとじゃがいも、大根（実）、にんじんを入れ、ふたをして7～8分煮る。塩ざけを加え、2～3分煮る。

2　最後に大根の葉と長ねぎを加え、塩で調味しさっと煮て器によそい、一味唐辛子をふる。

※そばやうどん、すいとんを入れても。

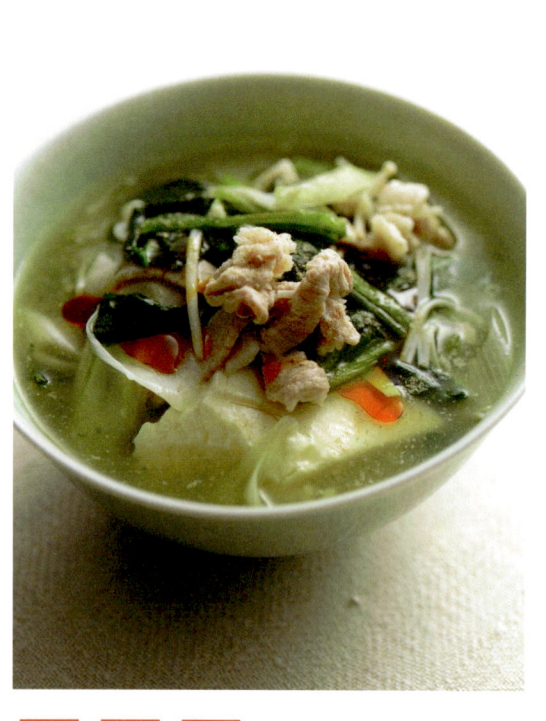

カンタン酸辣湯

134kcal 塩分1.4g カ116㎎ 鉄2㎎ 葉129μg（1人分）

材料＜2人分＞

豚もも薄切り肉 …2枚(60g)
:1cmに切る
酒 ……………………小さじ1
絹ごし豆腐 ……1/3丁(100g)
冷凍ほうれん草 ………120g
長ねぎ ………………………1本
:斜め薄切りにする
えのきたけ …1/2パック(50g)
:半分に切る
しょうゆ ……………小さじ1

A ┌ 塩 ………………小さじ1/6
  │ 鶏ガラスープの素
  │ ………………小さじ1/2
  └ 水 …………1と1/2カップ

水とき片栗粉
:片栗粉小さじ2＋水小さじ4
酢 ……………………小さじ2
こしょう ………………少々
ラー油(好みで) ………適宜

作り方

1 肉に酒をからめておく。鍋にAを入れて煮立ったら豚肉を入れ、あくが出たらとる。ほうれん草、長ねぎ、えのきたけを入れ強火にし、煮立ったら火を弱め2分煮てしょうゆを加える。

2 水とき片栗粉を入れ、よくまぜてとろみをつける。豆腐をスプーンですくって入れ、酢とこしょうを加えひと煮する。よそってラー油をかける。

※好みで酢をさらに加えても。豚のかわりに鶏もOK、野菜は大根・もやし、トマトも合います。

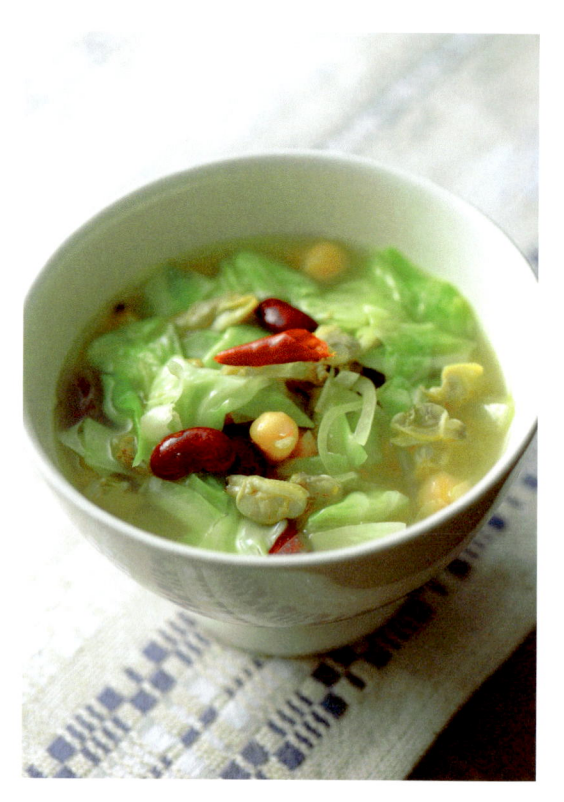

ホットクラムスープ

205kcal 塩分1.2g カ106㎎ 鉄13.6㎎ 葉107μg（1人分）

材料＜2人分＞

A ┌ あさり水煮缶 …1缶(65g)
  └ あさりの缶汁 ……大さじ2
ミックスビーンズ缶
 ……………………1缶(120g)
キャベツ ……………1/8個
:1cm角に切る
玉ねぎ ………………1/2個
:半分にして横薄切り

しょうが ……………1/3かけ分
:千切り
水 ……………1と1/2カップ
赤唐辛子 ………………1本
:半分に切り種をとる
オリーブ油 ………小さじ2
塩 ………………小さじ1/6
こしょう ………………少々

作り方

1 鍋に油を熱し、しょうが、赤唐辛子、玉ねぎ、キャベツの順に炒める。しんなりしたらミックスビーンズと水を入れて沸騰させる。

2 火を弱めふたをして3分煮、Aを加えて塩、こしょうで調味する。

汁物

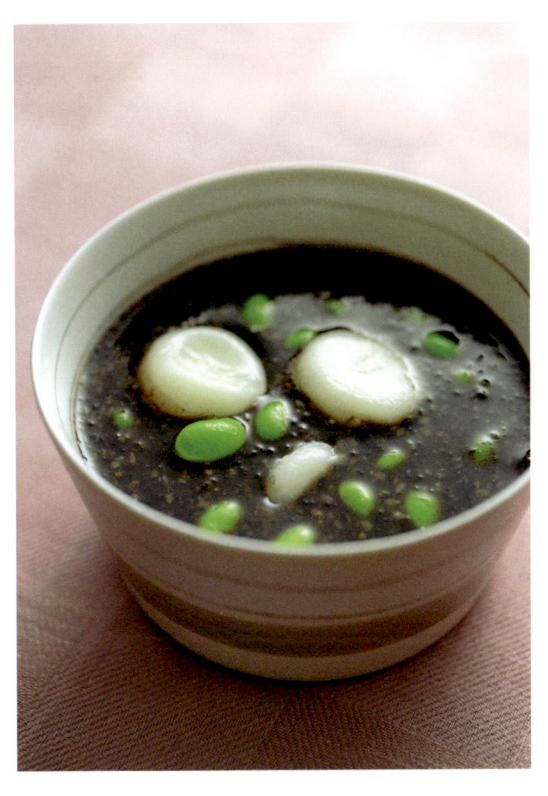

プチもち入りしるこ

258kcal　塩分0.1g　カ99mg　鉄2.1mg　葉96μg（1人分）

材料＜2人分＞

A ┌ ゆであずき缶 ……………………………… 100g
　├ 枝豆（冷凍・さやつき）…………………… 100g
　├ 水 ………………………………………… ½カップ
　└ すりごま（黒）……………………………… 大さじ2
B ┌ 白玉粉 …………………………………… 40g
　└ 水 ………………………………………… 大さじ2

作り方

1 ボウルに **B** を入れてよくこね、6等分にして丸め真ん中をくぼませる。別の鍋に湯を沸かしてゆで、浮いたらさらに1分ゆでて水気を切る。

2 鍋に **A** を入れて温め **1** を加える。

※白玉を焼いたもちにかえても！

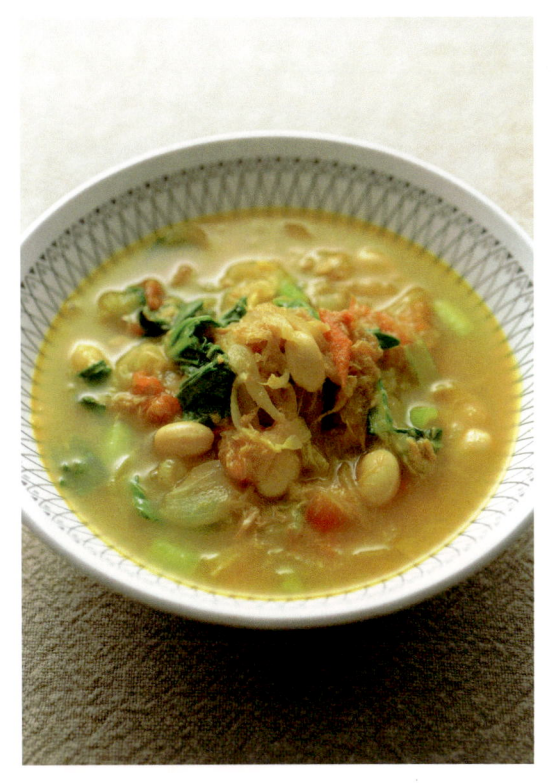

主菜　副菜　汁物

カリ〜トマトスープ

234kcal　塩分1.6g　カ119mg　鉄2.6mg　葉101μg（1人分）

材料＜2人分＞

大豆（ゆで・缶詰またはドライパック）
　……………………… 80g
ツナ缶 …………… 1缶（80g）
※「かつお」油漬けと表記のあるものが安心（妊娠期の水銀摂取の問題P.11参照）。
にんにく ………… 小さじ½
：すりおろす
玉ねぎ …………… ½個
：薄切り
白菜 ……………… 1枚
：薄切り

トマト …………… ½個
：ざく切り
小松菜 …………… 60g
：1cmに切る
A ┌ コンソメスープの素（固形）
　│ ……………………… ¼個
　└ 水 ………… 1と½カップ
カレー粉 ………… 小さじ½
塩 ………………… 小さじ⅓
こしょう ………… 少々

作り方

1 ツナ缶の油を利用し、にんにく、玉ねぎ、白菜、トマトの順に炒める。カレー粉をふってひとまぜし、**A** と大豆を入れる。煮立ったら弱火にしふたをして5分煮、小松菜を入れひと煮し、塩、こしょうで味を調える。

※ツナ缶はさけや、さばの水煮缶を使っても。トマトは水煮缶でも。

ドリンク 白ごまバナナ

195kcal　塩分0.3g　カ277㎎
鉄1.0㎎　葉38㎍(1人分)

材料＜1人分＞
バナナ ……………………… 1本
すりごま(白) ……………… 大さじ1
スキムミルク ……………… 大さじ3(18g)
水 …………………………… 1/3カップ

作り方
1 すべてをミキサーにかける。

ドリンク ベリーベリーSOYミルク

164kcal　塩分0.3g　カ234㎎
鉄1.8㎎　葉125㎍(1人分)

材料＜1人分＞
いちご ……………………… 10粒(100g)
ブルーベリー ……………… 30g
スキムミルク ……………… 大さじ3(18g)
無調整豆乳 ………………… 1/2カップ

作り方
1 すべてをミキサーにかける。

ドリンク 黒のSOYミルク

178kcal　塩分0.3g　カ305㎎
鉄2.4㎎　葉41㎍(1人分)

材料＜1人分＞
黒みつ ……………………… 大さじ1
すりごま(黒) ……………… 大さじ1
スキムミルク ……………… 大さじ3(18g)
無調整豆乳 ………………… 1/2カップ
水 …………………………… 1/3カップ

作り方
1 すべてをまぜる。

※温かくして飲んでもよい。

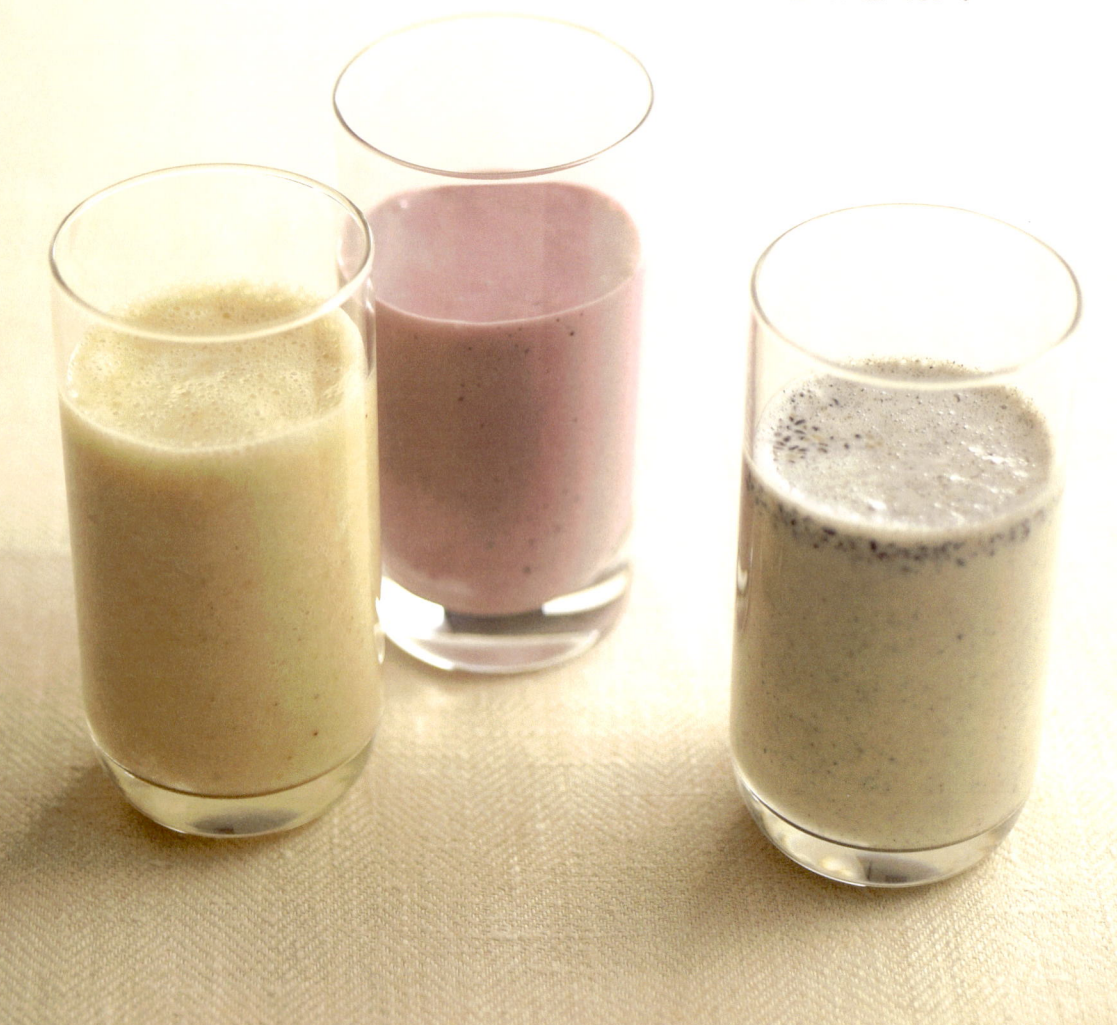

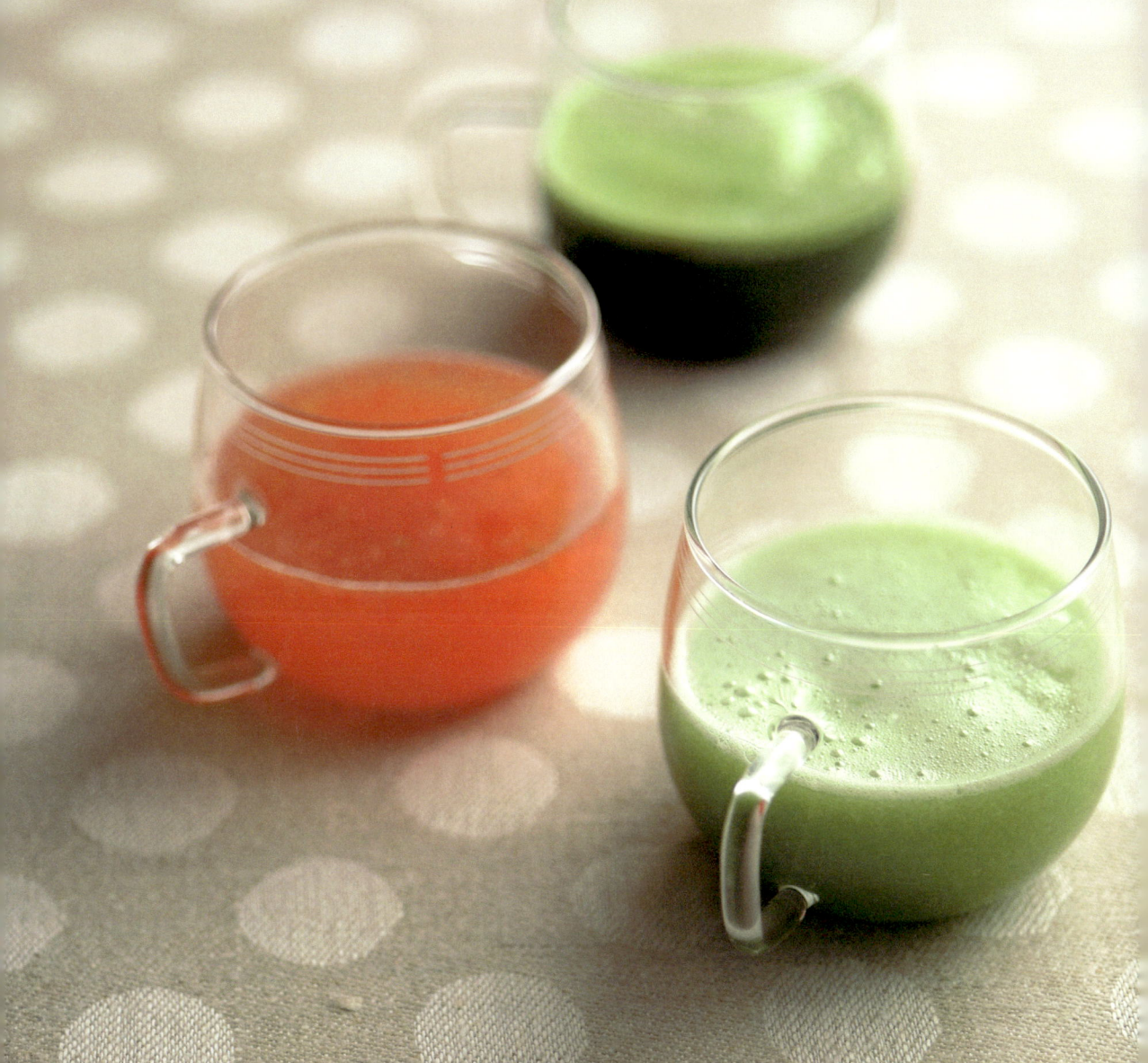

🥤ドリンク 飲む美肌サプリ

84kcal　塩分0g　カ205mg
鉄7.7mg　葉214μg(1人分)

材料<1人分>
鉄補給飲料(毎日ビテツ・りんご)……1本
トマト(冷やしたもの)……1/3個
　:すりおろす
レモン汁……大さじ1
はちみつ……小さじ1

作り方
1 すべてよくまぜる。

🥤ドリンク ビューティー鉄

81kcal　塩分0g　カ286mg
鉄9mg　葉258μg(1人分)

材料<1人分>
鉄補給飲料(毎日ビテツ・プルーン)……1本
小松菜……2株(50g)
　:きざむ
レモン汁……大さじ1
はちみつ……小さじ1
氷……1個

作り方
1 ミキサーに「毎日ビテツ」以外の材料をすべていれる。「毎日ビテツ」を少しずつ加えながらかくはんする。

🥤ドリンク 最強VC

91kcal　塩分0g　カ231mg
鉄7.8mg　葉258μg(1人分)

材料<1人分>
鉄補給飲料(毎日ビテツ・フルーツミックス)
……1本
キャベツ……70g
　:きざむ
レモン汁……大さじ1
はちみつ……小さじ1
氷……1個

作り方
1 ミキサーに「毎日ビテツ」以外の材料をすべていれる。「毎日ビテツ」を少しずつ加えながらかくはんする。

おやつレシピで ひとやすみ

疲れやストレスもたまりやすい妊娠中、おやつでほっとひと息つきましょう。「甘味」ながらおなかの赤ちゃんにも栄養をあげられる、スペシャルレシピです。

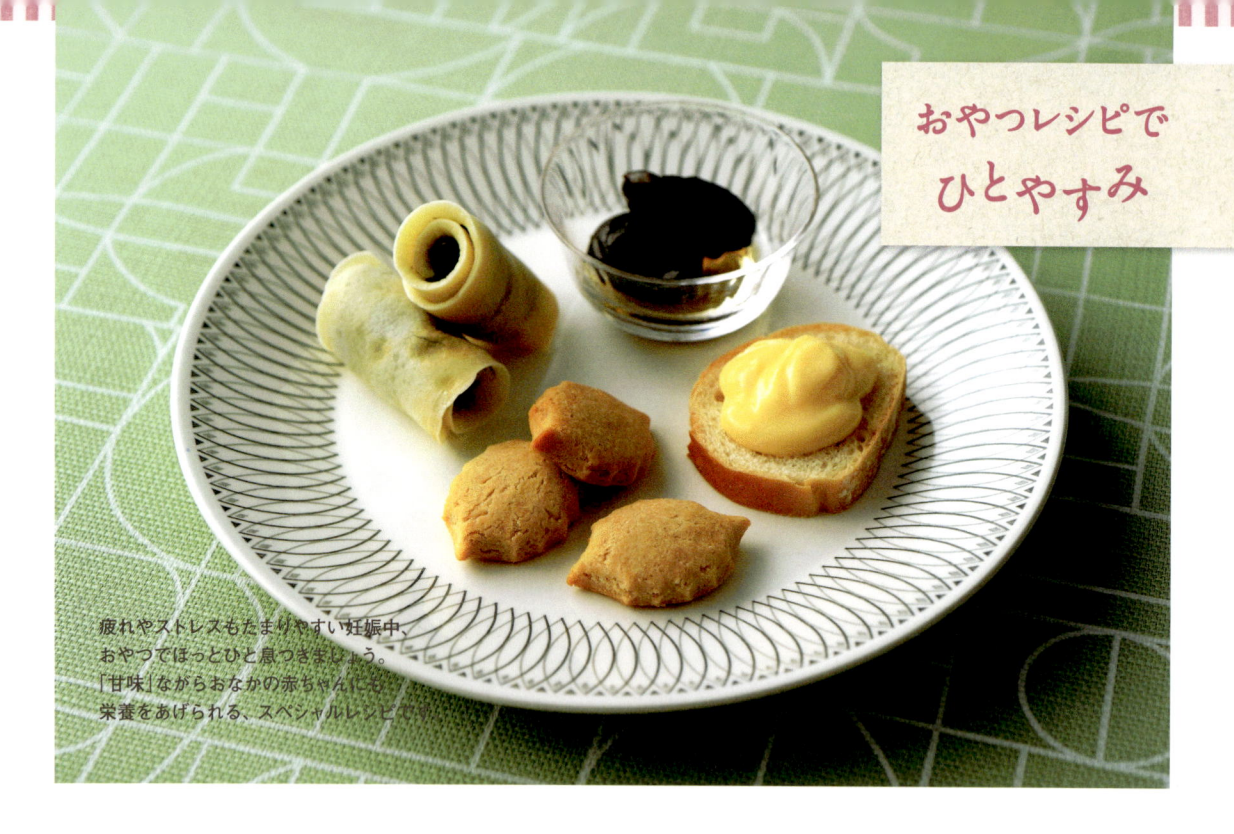

補食 黒ごまあんの桜もち風

116kcal 塩分0.1g カ66㎎ 鉄0.4㎎ 葉5μg（1個分）

材料＜4個分＞

- 白玉粉 …… 10g
- 水 …… 1/2カップ
- A
  - 砂糖 … 小さじ2
  - 薄力粉 … 40g
  - スキムミルク … 大さじ3（18g）
- B
  - ゆであずき缶 …… 70g
  - すりごま（黒） …… 小さじ2
  - ※よくまぜて4等分に分ける
- 油 …… 小さじ1

作り方

1. 白玉粉に少しずつ（ダマにならないように）水を入れ、**A**をまぜる。
2. フライパンに薄く油をひいて熱する。**1**を小判型に流し入れて焼き、表面が乾いたら取り出す。
3. **2**の粗熱がとれたら**B**をぬり、端からくるくる巻く。

補食 プルーンの一夜漬け

25kcal 塩分0g カ28㎎ 鉄1㎎ 葉25μg（プルーン1個分）

材料＜プルーン8個分＞

- 鉄補給飲料（毎日ビテツ・りんご） …… 1本
- ドライプルーン …… 8個

作り方

1. 保存容器にプルーンと「毎日ビテツ」を入れ、冷蔵庫でひと晩おく。

補食 メープル味のマタニティクッキー

40kcal 塩分0.1g カ30㎎ 鉄0.0㎎ 葉1μg（1個分）

材料＜クッキー8個分＞

- 薄力粉（あれば地粉） …… 大さじ4
- スキムミルク …… 大さじ3（18g）
- ベーキングパウダー …… 小さじ1/2
- メープルシロップ …… 小さじ2/3
- 塩 …… ごく少々
- 油 …… 小さじ2
- 水 …… 小さじ2

作り方

1. オーブンを180度に余熱開始する。
2. 薄力粉とベーキングパウダーをボウルにふるい入れる。残りの材料もすべて入れ、さいばしを使い、できるだけ練らないようにぐるぐるまぜる。
3. ひとまとめにしてクッキングシートの上に薄くのばす（厚さ約1cm）。型で抜き、オーブンシートを敷いたまま天板に並べる。予熱完了したオーブンで20～25分こんがり焼く。

※型は丸や星型など好きな形で。なければ包丁で正方形に切っても作れます。

補食 ミニバゲットカスタード

246kcal 塩分0.5g カ226㎎ 鉄1.0㎎ 葉22μg（クリーム全量）

材料＜作りやすい分量＞

- バゲット …… 適宜（薄く切る）
- 卵 …… 1個
- 薄力粉 …… 大さじ1
- スキムミルク …… 大さじ3（18g）
- 砂糖 …… 大さじ2
- 水 …… 110ml
- リキュール※（あれば） …… ごく少々
  ※ラム・ブランデーなど

作り方

1. ボウルに薄力粉とスキムミルクを入れ、水を少しずつ加えてよくとかし、卵と砂糖もまぜる。
2. 鍋に**1**を入れ火にかけながら木べら（or耐熱性のゴムべら）でよくまぜる。とろみがついてきたらさらに約30秒、練るようにまぜる。
3. バットに広げ、へらでまぜるようにして完全に冷ます（ひと肌程度）。仕上げにリキュールを加えてまぜる。薄切りにしたバゲットにぬっていただく。

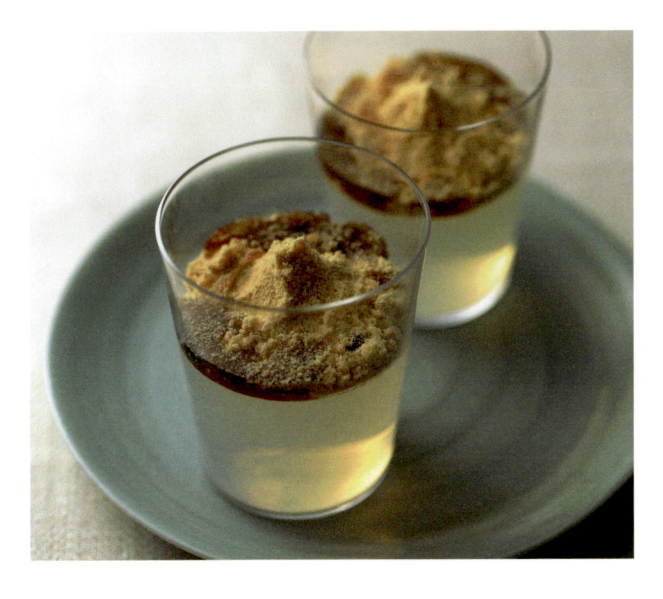

補食 黒みつ寒天　きなこがけ

76kcal　塩分0.2g　カ124mg　鉄0.6mg　葉12μg（1個分）

材料＜2個分＞
寒天（粉末）………… 2g
水 ………………… 1カップ
A ┌ スキムミルク ……… 大さじ3（18g）
　├ きなこ ……… 大さじ1
　└ 塩 ………… ごく少々
黒みつ ………… 大さじ1

作り方
1. 鍋に寒天と水を入れて沸騰させ、沸騰後1～2分煮て器に注ぐ。
2. 粗熱がとれたら冷蔵庫で冷やす。Aを合わせておき、食べる時に黒みつと一緒にかける。

補食 チョコっとマタニティ

111kcal　塩分0.1g　カ151mg　鉄1.0mg　葉16μg（1人分）

材料＜2人分＞
すりごま（黒）…… 大さじ1
きなこ ………… 大さじ1
メープルシロップ ………… 小さじ2
ココア（無糖）…… 小さじ2
スキムミルク ……… 大さじ3（18g）
ココナッツパウダー ………… 大さじ1
無調整豆乳 …… 小さじ2
ミント（あれば）…… 適宜

作り方
1. すべての材料をまぜる。

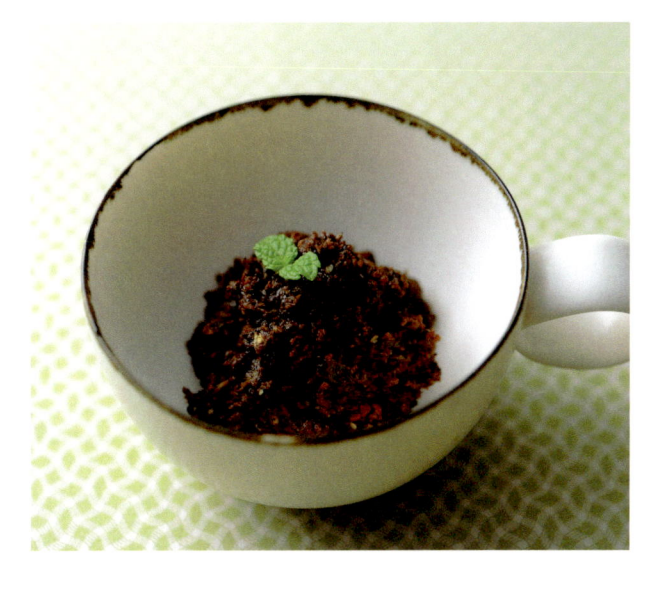

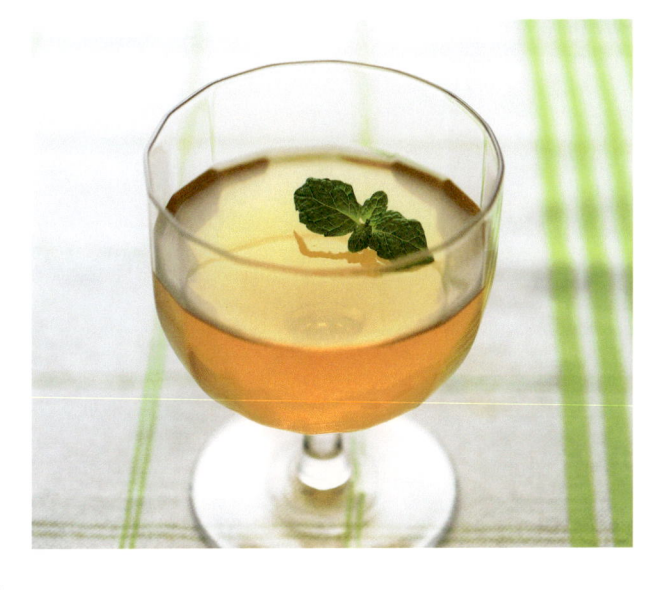

補食 オレンジゼリー

70kcal　塩分0g　カ201mg　鉄7.5mg　葉201μg（1個分）

材料＜2個分＞
鉄補給飲料
（毎日ビテツ・オレンジ）………… 2本
砂糖 ………… 小さじ2
レモン汁 …… 小さじ2
ゼラチン …… 小さじ2
水 ………… 大さじ2
ミント（あれば）…… 適宜

作り方
1. 水にゼラチンを振り入れてよくまぜ、ふやかしておく。
2. 鍋に「毎日ビテツ」と砂糖を入れふつふつ沸いたらすぐに火を止める。レモン汁と1を加えてとかし、器に入れる。粗熱がとれたら冷蔵庫で冷やし固める。

そろえたい！
妊娠中の食事作りに役立つツール

現代の妊婦さんには、便利な調理グッズがたくさん！本書おすすめのツールを紹介します。忙しいときには、道具や機械の手も借りて（？）快適な妊娠自炊ライフを。

計る

食材の量を把握し、調味料の使いすぎを防ぐためにもまずは計量スプーン・カップ、デジタル計りをそろえましょう。

計量カップ
プラスチックのものは軽くて使いやすい。かがまず、上から目盛りが見えるので妊婦さんもラクに計れる。250mℓ・電子レンジ・食器洗い乾燥機も使用可。＜a＞

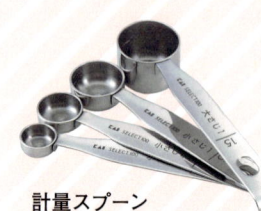

デジタルキッチンスケール
まずそろえてほしいのがこのデジタル計り。1g単位ずつ、最大2kgまで正確に計れる。収納しやすいコンパクトなものがおすすめ。＜b＞

計量スプーン
大さじ15mℓと小さじ5mℓの2本は持っていたいもの。これは小さじ½と¼も付いたセット。底が平らで、置いて調味料を注いで計れるので便利。＜c＞

調理をラクに

面倒な下準備を数秒でやってくれるフードプロセッサーや、電子レンジにおまかせのシリコン器具は現代ならではの道具。妊娠中のストレスを減らし、出産後にも役立ちます。

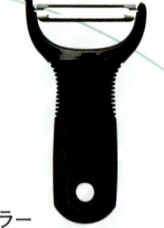

ピーラー
初心者だけでなく、料理上手でもあると便利なピーラー。皮むきだけでなくごぼうのささがき、じゃがいもの芽取りもできる。＜d＞

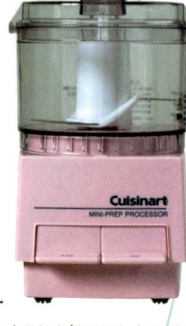

シリコンスチーマー
野菜や肉、魚類と調味料を入れ、電子レンジで加熱するだけで料理が完成！油をほとんど使わずに作れるので、カロリーが気になる妊婦さんにぴったり。＜e＞

フードプロセッサー
1台あると、細かくみじん切りにしたり、まぜたりする作業が格段にスピードアップ！写真は最も小さいサイズで妊婦さんもラクに使える。＜f＞

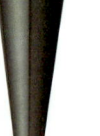

スティックブレンダー
なべに直接差し込んで使えるタイプのブレンダー。スープやジュース作り、出産後は離乳食にも。付属のキットでみじん切りや泡立てなどもラクに。＜g＞

その他オススメ

せっかく栄養を考えて手作りしたスープやジュースは、外出先にもドンドン持っていきましょう！

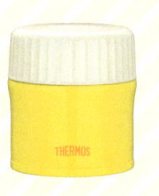

真空断熱フードコンテナー
ステンレス魔法びん構造で、熱いスープから冷たいジュースまで保温・保冷し持ち運べる。1人分（270mℓ・左）とたっぷりめ（380mℓ・右）の2サイズあり。お弁当タイムに一緒に。＜h＞

※商品の問い合わせ先
＜a・d＞オクソー☎0570・031212　＜b＞ドリテック☎048・961・5515　＜c＞貝印☎0120・016・410　＜e＞コラムジャパン☎03・3252・7571　＜f・g＞クイジナート☎0120・191・270　＜h＞サーモス☎0256・92・6696
※連絡先情報は2012年4月のものです。

Part 7

週末はパパにおまかせ！

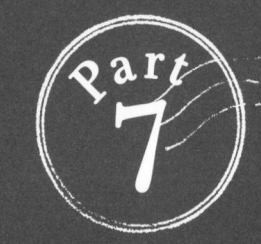

イクメン定食

週末は、未来のパパにも料理をおまかせしちゃいましょう。
チャーハン、ステーキ、フライなど、男性が思わず
腕をふるいたくなる豪華メニューをそろえました。
もちろん葉酸など妊娠中に必要な栄養はきちんとカバー。
これを機にパートナーも料理に目覚め、イクメン誕生？！

※Part7のみ、1食700kcalを上回る定食もあります。

イクメン定食

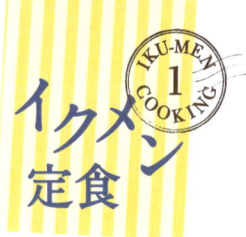

IKU-MEN COOKING 1

愛情パラパラチャーハン定食

男子の得意料理と言えば、まずはチャーハン！「ごはんは温めて使う」の鉄則でパラパラに。
副菜は切るだけ＆あえるだけ、スープは具をカップに入れて注ぐだけ、で定食一丁上がり！
簡単ながらじゃこの鉄分、小松菜の葉酸・鉄・カルシウムで栄養・愛情ともに完璧♥

主菜・主食　愛情パラパラじゃこチャーハン

388kcal　塩分1.7g　カ193mg　鉄3.1mg　葉116μg（1人分）

材料＜2人分＞

- ちりめんじゃこ …… 大さじ3
- 卵 ……………………… 2個
  ：といておく
- 小松菜 …………… 1/3束（140g）
  ：1cm幅に切る
- 根深ねぎ ………………… 1/3本
  ：粗みじん切り
- 温かい白ごはん …… 300g
- 酒 ………………… 小さじ1
- A　塩 ……………… 小さじ1/4
- 　　こしょう ……………… 少々
- 　　しょうゆ ……… 小さじ1/2
- 油 ………………… 大さじ1/2

作り方

1. フライパンに油を強火で熱して水分を飛ばすように小松菜を炒め、ちりめんじゃことごはんを入れ酒をふりさらに炒め、卵を入れて手早く炒める。最後にAを入れて味をととのえ、ねぎを加えてひとまぜする。

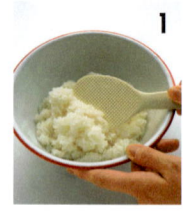

※ごはんは必ず温めた状態で使うのがポイント。パラッと仕上がる。

副菜　セロリミニトマト

20kcal　塩分0.3g　カ13mg　鉄0.2mg　葉16μg（1人分）

材料＜2人分＞

- セロリ ………………… 1/2本
  ：すじを取り3cmの棒状に切る
- ミニトマト ……………… 5個
  ：半分に切る
- A　塩 ………………… 少々
- 　　山椒 ……………… 少々
- 　　ごま油 ……… 小さじ1/2

作り方

1. セロリとトマトをAであえる。

汁物　パワーアップわかめスープ

28kcal　塩分1g　カ35mg　鉄0.3mg　葉7μg（1人分）

材料＜2人分＞

- カットわかめ …… 小さじ2
- 長ねぎ ……………… 10cm
  ：小口切り
- すりごま（白） …… 小さじ2
- こしょう ……………… 少々
- A　鶏ガラスープの素 …… 小さじ1/2
- 　　しょうゆ ……… 小さじ2
- 　　水 ………… 1と1/2カップ
- ごま油 ………… 小さじ1/2

作り方

1. 器にわかめ、ねぎ、ごま、こしょうを入れ、沸かしたAを注ぎごま油をたらす。

補食　オレンジとキウイ

40kcal　塩分0g　カ24mg　鉄0.3mg　葉29μg（1人分）

材料＜2人分＞

- オレンジ ………… 1/2個
- キウイ ……………… 1個

作り方

1. オレンジ1/2個を4等分のくし形に切り、端から皮と果肉の間に包丁を入れ、皮を2/3まで切り離し、皮を斜めに切り落とす。キウイフルーツは皮をむき、1cmの輪切りにする。

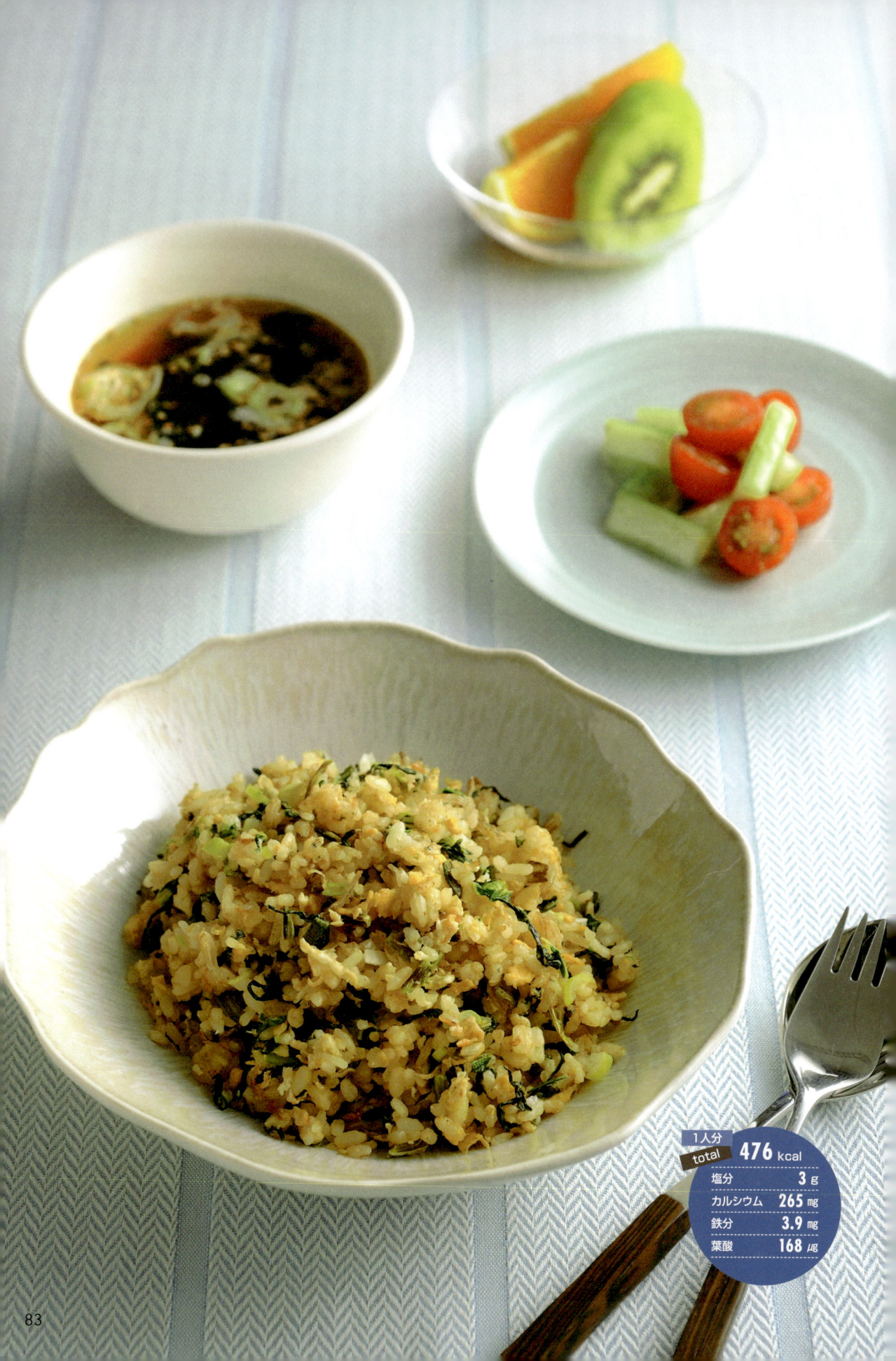

1人分 total	**476** kcal
塩分	3 g
カルシウム	265 mg
鉄分	3.9 mg
葉酸	168 μg

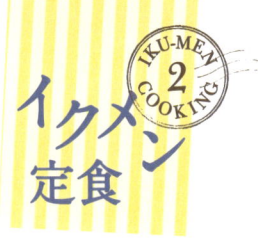

イクメン定食 2 IKU-MEN COOKING

オニオンステーキ定食

妊娠中でもステーキでディナー?! 赤身肉を選び、きちんと量を計れば問題なしです。
焼くだけで豪華な一品になるステーキは、メンズ向きのシンプル便利なメニュー。
甘辛いソースがあと引きますよ。お疲れ気味の妊婦さんも、これでパワーアップ!

主菜 オニオンステーキ

240kcal　塩分1.2g　カ68mg　鉄5.1mg　葉79μg(1人分)

材料<2人分>

牛赤身ステーキ肉(輸入牛)
　…………2枚(200g)
塩 ………………少々
こしょう ………………少々
油 ………………小さじ1
クレソン ………………適宜
　:葉だけを使う
じゃがいも ……………1個
バター ………………小さじ1

たれ
玉ねぎ …………¼個分
　:すりおろす
にんにく ………1かけ分
　:すりおろす
しょうが ………小さじ1
　:すりおろす
しょうゆ ………小さじ2
酒 ………………小さじ2
こしょう ………………少々
鉄補給飲料
(毎日ビテツ・りんご) ……½本

作り方

1. 牛肉を冷蔵庫から出して常温に戻しておく。じゃがいもをよく洗い、丸のまま耐熱皿にのせ、ふんわりとラップをして電子レンジ600Wで3分加熱する。2等分に切って器に盛りバターをのせてクレソンの葉を飾る。

2. 1の肉に焼く直前に、塩こしょうする。フライパンに油をひいて強火でよく熱してから、両面に焼き目が付くように焼く(焼き加減は好みで)。肉を取り出しフライパンにたれの材料を入れ、さっと煮詰める。

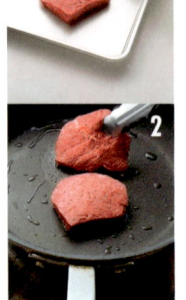

3. 肉を食べやすい大きさに切り、皿に盛り付けて3をかける。

※たれの材料をまぜ、あらかじめ作りおきしておくと早くておすすめ!

副菜 レタスとじゃこのサラダ

45kcal　塩分0.6g　カ53mg　鉄0.5mg　葉93μg(1人分)

材料<2人分>

レタス ……4〜5枚(130g)
　:ひと口大にちぎる
クレソン ……………½束
　:葉だけを使う
赤パプリカ …………½個
　:半分に切り薄切り

ドレッシング
ちりめんじゃこ …大さじ2
しょうゆ ………小さじ½
酢 ………………大さじ1
オリーブ油 ……小さじ½
こしょう ………………少々

作り方

1. レタスとクレソンはさっと水に浸けてから水気を切ってよくふき、パプリカとともに器に盛る。食べる直前にドレッシングをかける。

※クレソンの軸は、きざんでスープやみそ汁の具に使えます。

主食 ごはん

252kcal　塩分0g　カ5mg　鉄0.2mg　葉5μg(1人分)

材料<2人分>

白いごはん …………300g

汁物 コーンポタージュ

159kcal　塩分1.2g　カ114mg　鉄0.4mg　葉0μg(1人分)

材料<2人分>

A ┌ スキムミルク
　│　………大さじ2(12g)
　└ 水 …………大さじ2

コーンクリームスープ
(市販品・ストレートタイプ)
　…………………320g
　:といておく
こしょう ………………少々

作り方

1. 鍋にAを入れ、コーンクリームスープを加えてまぜながら温める。器に注いでこしょうをふる。

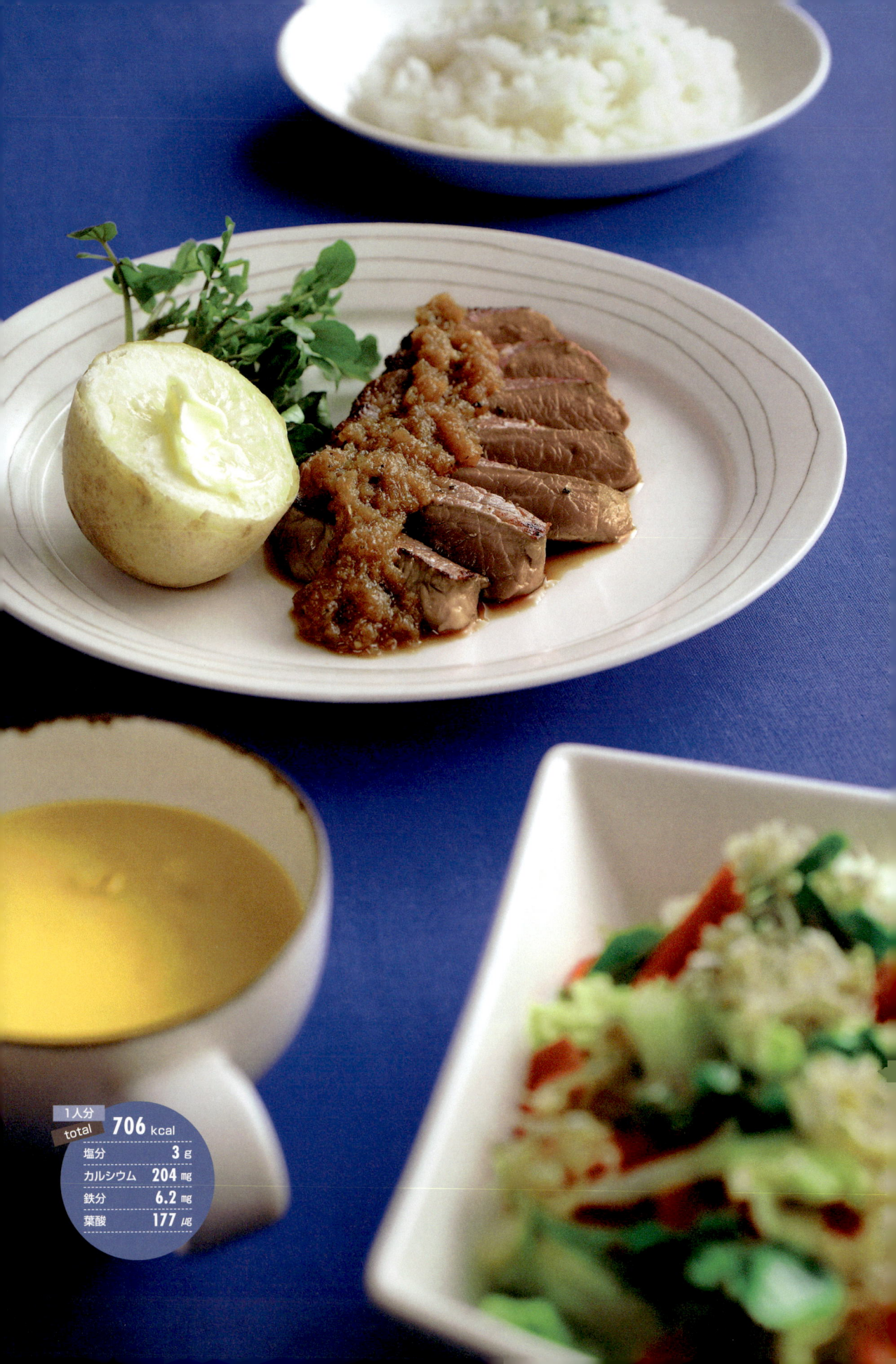

1人分	
total	**706** kcal
塩分	**3** g
カルシウム	**204** mg
鉄分	**6.2** mg
葉酸	**177** µg

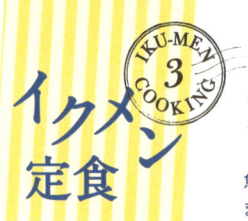

イクメン定食 3 IKU-MEN COOKING

かつおフライ定食

魚フライの定番・あじではなくてかつおを揚げる？ 意外ですが、まずはおためしあれ。
まるでお肉のような絶妙な食べ応えと味わいにびっくり、奥様も喜ぶはず。
鉄分たっぷりのかつおはおすすめの食材。大変なら、切るだけの「お刺身定食」にしても。

主菜　かつおフライ

341kcal　塩分1.4g　カ50mg　鉄2.1mg　葉64μg（1人分）

材料＜2人分＞

- かつお（刺身用）……… 160g（約½本）
- **かつおの下味**
  - 塩、こしょう ……… 各少々
- **衣**
  - A ┌ 薄力粉 ……… 大さじ2
  　 └ 水 ……… 大さじ1
  - パン粉 ……… 大さじ5
- 揚げ油 ……… 適量
- キャベツ ……… ⅛個（千切り）
- パセリ ……… 適宜
- **ドレッシング**
  - しょうゆ ……… 小さじ1
  - 酢 ……… 大さじ1
  - 練りからし ……… 少々
- **ソース**
  - 中濃ソース ……… 大さじ1
  - 粒入りマスタード（あれば）……… 小さじ½

作り方

1. キャベツとパセリを器に盛りつけておく。かつおに下味をまぶす。Aをよくとき、A→パン粉の順にまぶして衣をつける。
2. かつおを180度に熱した油できつね色に揚げ、1に盛る。キャベツにドレッシング、かつおフライにソースをかける。

※鶏のささみでも代用できます。またかつおは揚げずに切ってそのまま盛り、刺身定食にしてもよい。

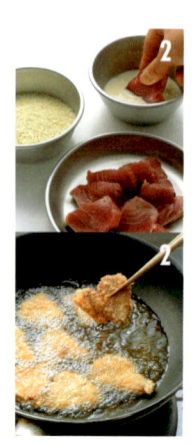

副菜　コーンとおくらのごまあえ

75kcal　塩分0.6g　118カmg　鉄1mg　葉69μg（1人分）

材料＜2人分＞

- おくら ……… 10本（板ずりしてさっとゆでる）
- スイートコーン缶 ……… 50g
- A ┌ すりごま（黒）……… 大さじ2
　 └ しょうゆ ……… 小さじ1

作り方

1. おくらは5mm幅に切り、コーンとともにAであえる。

主食　ごはん

252kcal　塩分0g　カ5mg　鉄0.2mg　葉5μg（1人分）

材料＜2人分＞

- 白いごはん ……… 300g

汁物　玉ねぎと青さのりのみそ汁

43kcal　塩分1.2g　カ87mg　鉄1mg　葉20μg（1人分）

材料＜2人分＞

- 青さのり … ふたつまみ（6g）
- 玉ねぎ ……… ½個（薄切り）
- 水 ……… 1と½カップ
- みそ ……… 小さじ2強
- 煮干し粉 ……… 大さじ1

作り方

1. 椀にあおさを入れる。鍋に水と玉ねぎを入れ2～3分煮て、みそをとき入れ煮干し粉を加え、ひと煮して椀に注ぐ。

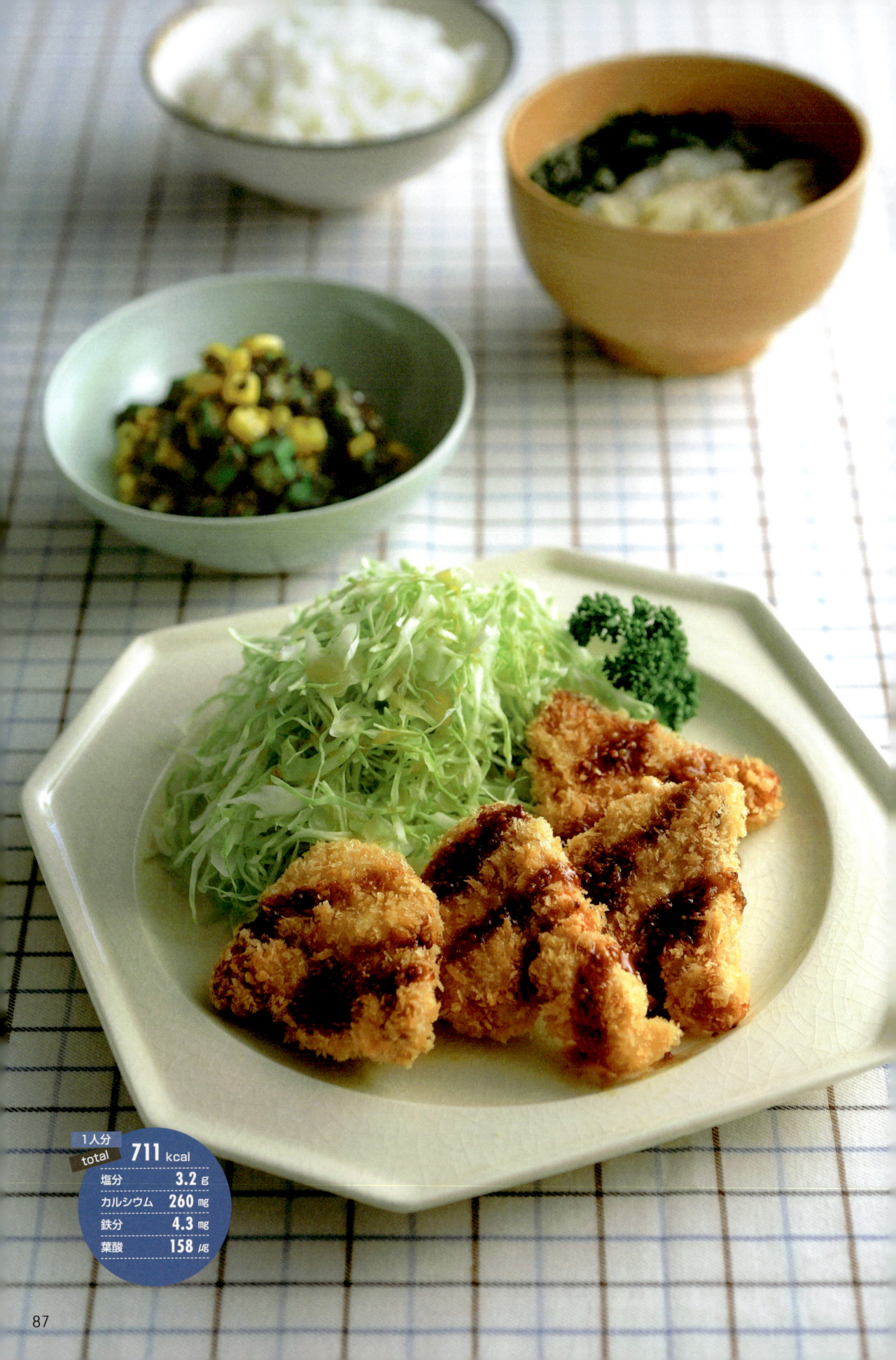

1人分	
total	**711** kcal
塩分	3.2 g
カルシウム	260 mg
鉄分	4.3 mg
葉酸	158 µg

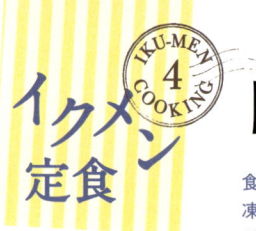

イクメン定食 4 IKU-MEN COOKING

ドライカレー定食

食欲や元気がないときに、こんなカレーはいかが？ 野菜と凍り豆腐入りのドライカレーです。
凍り豆腐でカルシウムと鉄分アップ、プチプチ食感が楽しい3分づきごはんもおすすめ。
デザートは女性好みの、甘酸っぱいベリーのマリネ。いちごで葉酸をさらに補給できます。

主菜・主食 ドライカレー

442kcal　塩分1.9g　カ86mg　1.9鉄mg　葉31μg（1人分）

材料＜2人分＞
- 豚赤身ひき肉 …… 100g
- 凍り豆腐 …………… 1個
- ピーマン …………… 4個　:1cm角に切る
- A
  - 玉ねぎ …………… 1/2個　:1cm角に切る
  - にんにく ……… 小さじ1/2　:すりおろす
  - しょうが ………… 小さじ1　:すりおろす
- カレー粉 ……… 大さじ1/2
- B
  - 塩 ……………… 小さじ1/3
  - 酒 ………………… 小さじ1
  - ケチャップ …… 大さじ1
  - コンソメスープの素（固形） ………… 1/2個
  - 水 ……………… 1/3カップ
- オリーブ油 ……… 小さじ1
- 温かい白ごはん（できれば3分づき）… 300g

作り方
1. 凍り豆腐は硬いままおろし金で削っておく。フライパンに油とAを入れ、茶色く色づくまでじっくりと炒める。豚肉とピーマンを順に入れて炒め、カレー粉をふり入れてさらに炒める。
2. Bと1の凍り豆腐を入れ、汁気がなくなるまで煮詰める。ごはんを皿に盛りつけ、ドライカレーをかける。

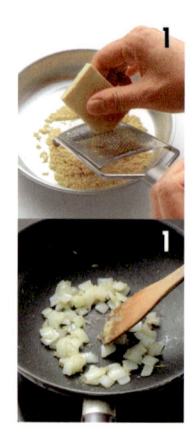

副菜 水菜と豆腐のさっぱりサラダ

85kcal　塩分0.5g　カ151mg　1.9鉄mg　葉116μg（1人分）

材料＜2人分＞
- 木綿豆腐 …… 1/3丁（100g）　:半分に切り1cm厚さに切る
- 水菜 ………… 2株（60g）　:2cmに切る
- サニーレタス ……… 3枚　:ひと口大にちぎる
- トマト ………… 1/2個　:くし形に切る
- 焼きのり（もみのり）… 1/2枚分
- A
  - 塩 ……………… 小さじ1/6
  - 酢 ……………… 大さじ1
  - オリーブ油 …… 小さじ1　:まぜておく

作り方
1. 水菜とレタスは水にさっと浸けてから水気を切り、残った水気もよくふいて器に盛る。
2. トマトと豆腐を飾りAをかけもみのりをちらす。

補食 イチゴとベリーのバルサミコマリネ

42kcal　塩分0g　カ13mg　鉄0.2mg　葉30μg

材料＜2人分＞
- いちご ………… 6個　:縦5mmに切る
- ブルーベリー …… 50g
- メープルシロップ …… 小さじ2
- バルサミコ酢 …… 小さじ2

作り方
1. ボウルにすべての材料を入れてあえる。

※あえてから時間をおいてもおいしい。先に作って冷蔵庫にて保存しておけば便利。

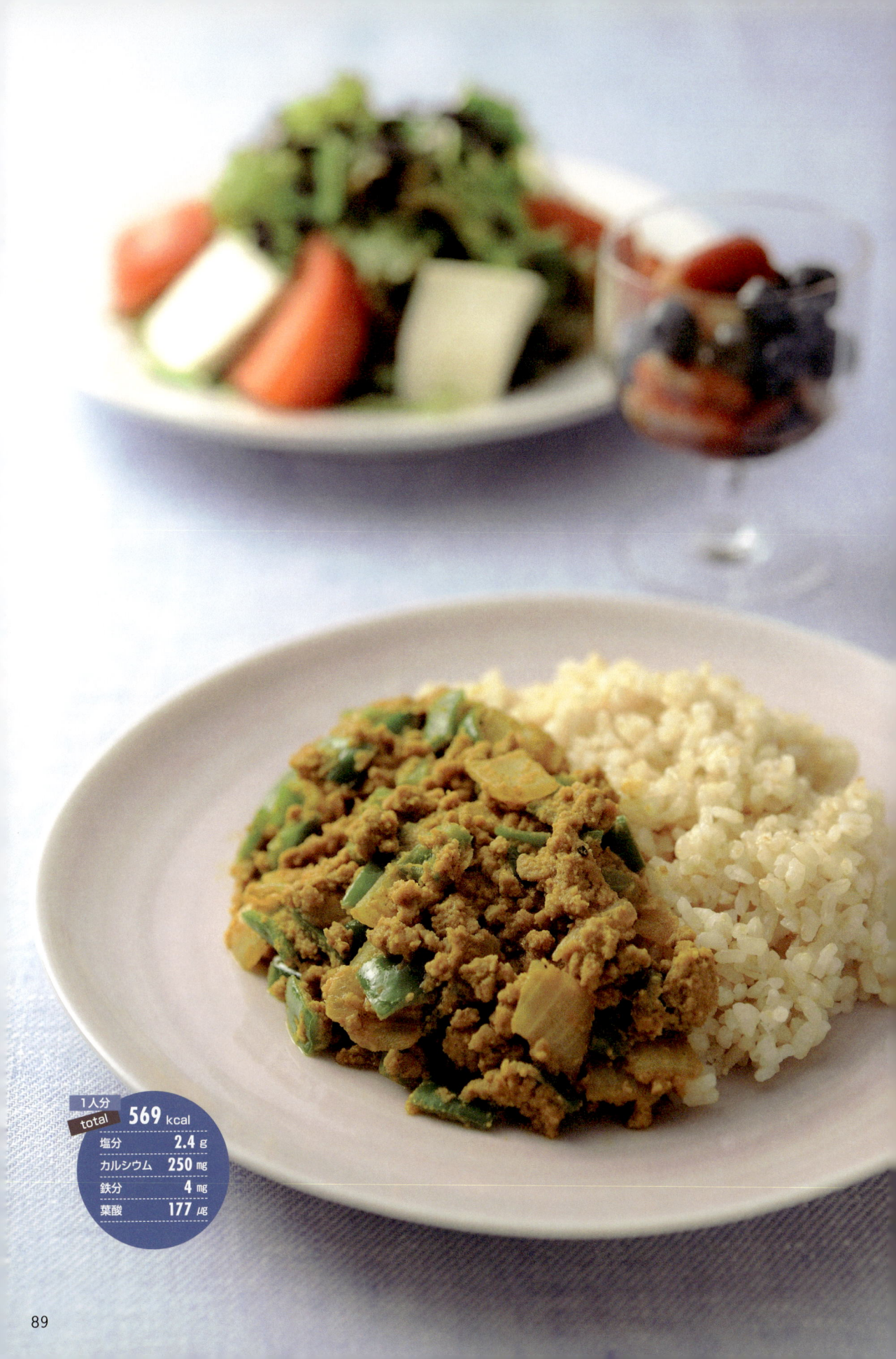

1人分 total	569 kcal
塩分	2.4 g
カルシウム	250 mg
鉄分	4 mg
葉酸	177 μg

89

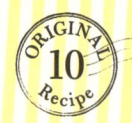

ORIGINAL 10 Recipe 番外編

「妊娠食育研究会」メンバーが考えました！
オリジナル妊婦さん向けレシピ

「妊娠食育研究会」には、全国さまざまな産科医院の医師・看護師・助産師・栄養士が参加しています。日々現場でお産に立ち会い、妊婦さんの悩みと日常に接している私たちが考えた、涙と汗（？）の詰まったレシピを紹介します！

監修：林　昌子（本書レシピ考案）

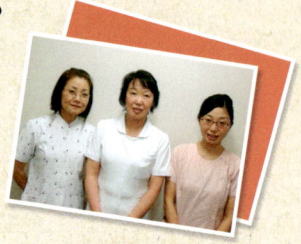

市販のカレーうどんをアレンジしました。ルーから作らなくてよいので、ラクラクです！
（林亜矢子・慶應義塾大学病院産科病棟　助産師）

主菜／主食

優しい辛さで食べやすいです
カレーうどん

433kcal　塩分4.7g
カ212mg　鉄1.4mg
葉75μg（1人分）

<2人分>

1　豚もも薄切り肉100gをひと口大に、玉ねぎ1個をくし形に切って斜め半分に、生しいたけ2個を薄切り、エリンギ1パックを長さ3等分にして薄切り、小ねぎ3本を小口切りにする。スキムミルク大さじ5（30g）・粉末カレー粉2袋（市販のカレーうどんに添付のもの）・水½カップをよくまぜてカレーソースを作る。

2　鍋に小ねぎ以外の野菜と、水2と½カップを入れて煮立て、豚肉も加えてあくをとる。

3　1のカレーソースと、ゆでうどん2玉（480g）を入れ3分煮る。器に盛り小ねぎをちらす。

※市販のカレーうどんに入っているうどんは塩分と油脂が多いため、別売りのゆでうどんを使用しています。

主菜

マイルドでクリーミーな味わい
鶏のクリーム煮

246kcal　塩分1.3g
カ202mg　鉄1.1mg
葉53μg（1人分）

<2人分>

1　鶏もも肉（皮なし）200gをひと口大に切り、塩、こしょうをして10分おく。牛乳¾カップとスキムミルク大さじ3（18g）をよくまぜる。エリンギ½パックを長さ3等分・縦4つ割り、いんげん60gの筋を取り、長さを3等分に切る。

2　1の鶏肉に小麦粉を薄くまぶす。フライパンに油小さじ½を熱して鶏肉の両面を焼き、空いているところでエリンギといんげんを炒める。

3　1でまぜた牛乳のソースを加えて3分煮こみ、塩小さじ¼とこしょうをふる。器に盛りつけてパセリをちらす。

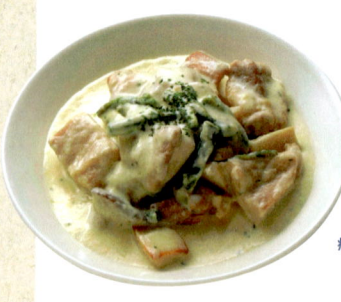

母直伝！本当に簡単ですがメイン料理としてボリュームたっぷり、満足感のある一品です。
（谷垣礼子・埼玉社会保険病院　産婦人科　医師）

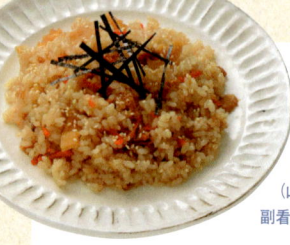

いりごまや青じそ、三つ葉などを加えてもいろいろなバリエーションが楽しめます。
（山本智美・聖母病院 副看護部長　助産師）

主食

プルーン味と酢飯が意外な相性！
美鉄ちらし

344kcal　塩分1.3g
カ182mg　鉄7.3mg
葉193μg（1人分）

<2人分>

1　米を1合研ぎ、ざるにあげて水気を切る。炊飯器に鉄補給飲料（毎日ビテツ・プルーン）220mlを入れて普通に炊く。

2　炊き上がったごはんに五目ちらしずしの素（市販）50gをまぜる。器に盛り焼きのり¼枚分をはさみできざみちらす。

主菜

甘口ピリ辛味があと引きます
りんご風味の麻婆豆腐

264kcal　塩分1.7g
カ244mg　鉄3.9mg
葉81μg（1人分）

<2人分>

1　木綿豆腐1丁（300g）を2cm角に切り、耐熱皿にのせ電子レンジ600Wで2分加熱し、ざるにあげて水気を切る。長ねぎ½本を粗みじん切りにする。

2　フライパンに油小さじ½を熱し、豚ひき肉50gをほぐすように炒める。市販の麻婆豆腐の素1袋と鉄補給飲料（毎日ビテツ・りんご）½本（約60ml）を入れ、煮立ったら1も加えて2分煮る。長ねぎを入れて全体にからませ、器に盛りつけて花椒または粗びき黒こしょうを適宜ふる。

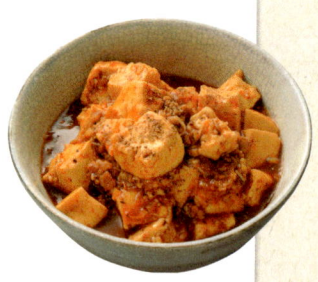

市販の麻婆豆腐の素を使い、とにかく簡単・時短でつくれるものを、と考えました。
（林亜矢子・慶應義塾大学病院産科病棟　助産師）

90

スピーディーかつ健康・美容によい食材を集めた、妊婦さん向けのお手軽ビューティーおやつです。
(河東田 英・栄養士、AEA認定エステティシャン)

補食

葉酸豊富なアボカドでおやつに
アボカドムース&クラッカー

239kcal 塩分0.4g カ156mg
鉄1.5mg 葉57μg(1人分)

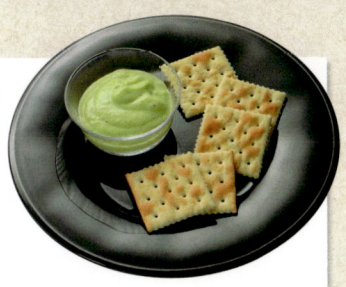

<2人分>
1 アボカド½個、無調整豆乳½カップ、すりごま(白)大さじ1、はちみつ小さじ2、スキムミルク大さじ3(18g)をミキサーにかけ、なめらかにする。ソーダクラッカー10枚を添える。

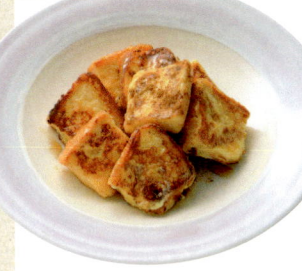

主菜

ごろごろ野菜がたっぷり！
シーフードグラタン

379kcal 塩分2.3g
カ329mg 鉄2.1mg
葉135μg(1人分)

<2人分>
1 冷凍シーフードミックス100gを解凍し、塩・こしょうをする。玉ねぎ½個とじゃがいも2個を1cm角切りに、にんじん½本を1cm色紙切り、セロリ⅓本を1cm角切りにする。つぶしたトマト水煮缶(ホール・無塩)250gとスキムミルク大さじ3(18g)をまぜてソースを作る。
2 フライパンにオリーブ油大さじ½を熱し、じゃがいも、にんじん、玉ねぎ、セロリの順に炒める。じゃがいもに火が通ったら1のシーフードミックスとひよこ豆(ゆで・缶詰またはドライパック)100gを入れてひとまぜし、1のソースを加え2～3分煮る。
3 塩小さじ⅓・こしょう少々で味をととのえ、耐熱皿に盛りつけプロセスチーズ50gをかける。190度に熱したオーブンかトースターでこんがりと焼く。

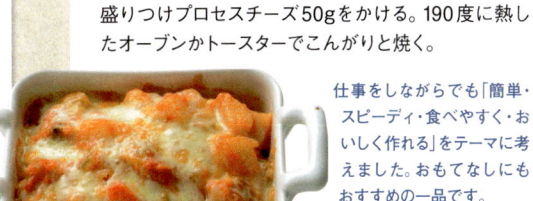

仕事をしながらでも「簡単・スピーディ・食べやすく・おいしく作れる」をテーマに考えました。おもてなしにもおすすめの一品です。
(河東田 英・栄養士、AEA認定エステティシャン)

牛乳をスキムミルクにかえるだけ。簡単に栄養素が摂取できる、ワクワクモーニングメニューです。
(佐々木亜妃・慶應義塾大学病院 助産師)

主食

ふわふわのあまーい定番
フレンチトースト

353kcal 塩分1.2g カ247mg
鉄1.4mg 葉41μg(1人分)

<1人分>
1 6枚切りの食パン1枚を9等分に切る。バットにスキムミルク大さじ3(18g)・水¼カップ・卵1個をまぜ、約15分ひたす。
2 フライパンに油小さじ1を熱し、1を入れてふたをし、両面をこんがりと焼く。皿に盛りメープルシロップ小さじ1をかける。

ドリンク

シュワッと炭酸を飲みたいときに
美鉄ソーダ

58kcal 塩分0g カ202mg
鉄7.5mg 葉206μg(1人分)

のどごしがよいので、つわりのときなど食欲のない日に。
(長倉千恵・聖母病院 助産師)

<1人分>
1 鉄補給飲料(毎日ビテツ・オレンジ)1本、レモン汁大さじ2、冷やした炭酸水(無糖)¼カップをグラスに入れ、まぜる。

ドリンク

1杯で1日の半量の葉酸・鉄・カルシウムが摂れます
プルーンバナナヨーグルトドリンク

194kcal 塩分0.1g カ303mg 鉄7.8mg 葉237μg(1人分)

甘さ控えめのさわやかな風味に仕上げました。暑い夏の朝食、おやつに！腸の調子も整えます。
(佐々木亜妃・慶應義塾大学病院 助産師)

<1人分>
1 鉄補給飲料(毎日ビテツ・プルーン)1本・バナナ1本・プレーンヨーグルト80g・氷2～3個をミキサーに入れかくはんする。

主菜 **主食**

たまにはスパイシーな刺激も?!
グリーンカレー

507kcal 塩分2.1g
カ127mg 鉄1.5mg
葉57μg(1人分)

<2人分>
1 大根2cm分を1cm角に、たけのこ水煮缶1缶(60g)を細切り、なす1個を縦1cm幅に切って細切り、ピーマン2個も細切りにする。
2 鶏もも肉(皮なし)200gをひと口大に切り、フライパンに油大さじ½を熱し焼き色がつくまで炒め、市販のグリーンカレーペースト½パック(25g)を入れ軽く炒める。大根、たけのこ、ピーマン、なすも順に入れて炒め合わせる。
3 水1カップを入れ、沸騰したらあくをとり、ふたをして中火で約10分煮る。ココナッツミルク½カップとスキムミルク大さじ3(18g)をまぜておく。仕上げに加えてさっと煮る。温かい白ごはん(1人分150g)にかける。

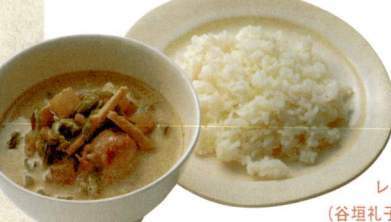

妊婦さんだってたまには辛いものも食べたい！栄養たっぷり、手軽なカレーを考えました。
(谷垣礼子・埼玉社会保険病院 産婦人科 医師)

きのこの麻婆豆腐 / **247**kcal ……………… 46
ビーンハヤシライス / **490**kcal ……………… 46
りんご風味の麻婆豆腐 / **264**kcal ……………… 90

海藻類

ひじきと大豆の食物繊維サラダ / **82**kcal ……………… 37
とろとろもずく豆腐 / **73**kcal ……………… 65

ごはん・パン・麺

● ごはん

小松菜めし / **256**kcal ……………… 18
しらす焼きのりごはん / **264**kcal ……………… 24
まめ昆布ごはん / **345**kcal ……………… 24
ジンジャー枝豆ごはん / **293**kcal ……………… 28
さつまいも黒ごまごはん / **347**kcal ……………… 32
しょうが入り即席ちらし / **299**kcal ……………… 38
雑穀そら豆ごはん / **317**kcal ……………… 38
かぶのマタニティごはん / **313**kcal ……………… 48
切干ちらし / **340**kcal ……………… 48
ひじきと油揚げの枝豆ごはん / **248**kcal ……………… 58
わかめ入り大根菜めし / **260**kcal ……………… 58
美鉄ちらし / **344**kcal ……………… 91

● パン・麺

カルシウムたっぷりピザトースト / **272**kcal ……………… 54
もちもち！そばこのみ焼き / **384**kcal ……………… 67
カレーうどん / **436**kcal ……………… 90

汁物・スープ

● みそ汁・すまし汁

にらと干しえび、えのきのみそ汁 / **42**kcal ……………… 14
わかめとレタスのみそ汁 / **29**kcal ……………… 16
しじみと貝割れ汁 / **12**kcal ……………… 24
あさりと三つ葉のみそ汁 / **17**kcal ……………… 24
桜えびと青梗菜のみそ汁 / **31**kcal ……………… 25
冷や汁 / **87**kcal ……………… 25
小松菜と玉ねぎのみそ汁 / **37**kcal ……………… 28
豆腐と根菜のけんちん汁 / **76**kcal ……………… 32
ブロッコリーとねぎのみそ汁 / **41**kcal ……………… 38
切干大根ときのこのごまみそ汁 / **64**kcal ……………… 38
豆腐ときのこのおすまし　ゆず風味 / **64**kcal ……………… 39
根菜たっぷり豚汁 / **54**kcal ……………… 44
わかめとじゃがいも、おくらのみそ汁 / **70**kcal ……………… 49
しいたけと春菊のおすまし / **21**kcal ……………… 49
なめこと豆腐のみそ汁 / **66**kcal ……………… 49
クレソンと油揚げのみそ汁 / **39**kcal ……………… 59
炒めなすとみょうがのおすまし / **21**kcal ……………… 59

なつかしのおばあちゃんみそ汁 / **59**kcal ……………… 66
アスパラと長ねぎのぽかぽかみそ汁 / **43**kcal ……………… 69
三平汁 / **144**kcal ……………… 73
かぶと鶏もも肉の白みそ仕立て / **240**kcal ……………… 73
玉ねぎと青さのりのみそ汁 / **43**kcal ……………… 86

● スープ

いろいろ野菜のクリーミースープ / **139**kcal ……………… 18
千切り野菜のスープ / **43**kcal ……………… 25
モロヘイヤのスープ / **65**kcal ……………… 25
リコピンスープ（冷）/ **45**kcal ……………… 39
かぼちゃのポタージュ / **138**kcal ……………… 39
キムチともやしのスープ / **50**kcal ……………… 39
しめじと白菜の中華風スープ / **48**kcal ……………… 49
美人ミネストローネ / **157**kcal ……………… 54
ポークベジスープ / **164**kcal ……………… 59
ミックスベジタブルの中華風スープ / **64**kcal ……………… 59
干しえびと香菜のエスニックスープ / **90**kcal ……………… 68
コーンと鶏ボールのあったかシチュー / **179**kcal ……………… 72
ホットクラムスープ / **205**kcal ……………… 74
カンタン酸辣湯 / **134**kcal ……………… 74
カリ〜トマトスープ / **234**kcal ……………… 75
プチもち入りしるこ / **258**kcal ……………… 75
パワーアップわかめスープ / **28**kcal ……………… 82
コーンポタージュ / **194**kcal ……………… 84

● ドリンク

黒のSOYミルク / **170**kcal ……………… 76
ベリーベリーSOYミルク / **156**kcal ……………… 76
白ごまバナナ / **188**kcal ……………… 76
最強VC / **91**kcal ……………… 77
ビューティー鉄 / **81**kcal ……………… 77
飲む美肌サプリ / **84**kcal ……………… 77
美鉄ソーダ / **58**kcal ……………… 91
プルーンバナナヨーグルトドリンク / **194**kcal ……………… 91

● おやつ・デザート

ミニバゲットカスタード / **235**kcal ……………… 78
メープル味のマタニティクッキー / **35**kcal ……………… 78
黒ごまあんの桜もち風 / **119**kcal ……………… 78
プルーンの一夜漬け / **25**kcal ……………… 78
黒みつ寒天　きなこがけ / **58**kcal ……………… 79
チョコっとマタニティ / **110**kcal ……………… 79
グレープフルーツゼリー / **70**kcal ……………… 79
オレンジとキウイ / **40**kcal ……………… 82
イチゴとベリーのバルサミコマリネ / **42**kcal ……………… 88
アボカドムース＆クラッカー / **235**kcal ……………… 91
フレンチトースト / **346**kcal ……………… 91

「妊婦食堂」材料別さくいん

肉

● 牛肉
- 牛肉とごぼうのヘルシーすき焼き風 / 186kcal ……………… 14
- ねぎ塩肉うどん / 431kcal ……………… 62
- オニオンステーキ / 240kcal ……………… 84

● 豚肉
- 豚のしょうが焼き / 178kcal ……………… 16
- みそ風味即席炒め / 179kcal ……………… 20
- 水菜と豆腐のさっぱり豚しゃぶ / 253kcal ……………… 21
- ジャージャー丼 / 437kcal ……………… 65
- ドライカレー / 442kcal ……………… 88

● 鶏肉
- グリルチキン アボカドソース / 225kcal ……………… 18
- 鶏ささみとねぎのおからあえ / 100kcal ……………… 36
- 鶏のクリーム煮 / 243kcal ……………… 90
- グリーンカレー / 503kcal ……………… 91

● ひき肉・レバー
- ひじき入りハンバーグ / 225kcal ……………… 20
- スタミナ！レバニラ炒め / 191kcal ……………… 21

魚介

● たら・さけ・さわら・たい・ぶり
- たらのクリームソテー / 186kcal ……………… 30
- たいとあさりのスープ煮 / 231kcal ……………… 34
- ぶりのイタリア風 / 244kcal ……………… 34
- さわらの簡単フライパン蒸し / 204kcal ……………… 35
- さけフレーク丼 / 384kcal ……………… 66

● あじ・いわし・さば・かつお
- あじの南蛮サラダ / 167kcal ……………… 28
- さばのみそ煮 / 199kcal ……………… 32
- トマ！サバ！パスタ / 487kcal ……………… 64
- いわしのかば焼き丼 / 530kcal ……………… 69
- かつおフライ / 341kcal ……………… 86

● 加工・冷凍品
- 魚介いっぱいチリソース / 201kcal ……………… 35
- アーモンド小魚 / 47kcal ……………… 54
- ほたてクリームグラタン / 328kcal ……………… 56
- 愛情パラパラじゃこチャーハン / 388kcal ……………… 82
- シーフードグラタン / 376kcal ……………… 91

野菜

● 淡色野菜
- かぶの即席漬け / 16kcal ……………… 14
- カリフラワーと枝豆のカレーピクルス / 97kcal ……………… 23
- 大根はちみつ漬け / 19kcal ……………… 28
- きゅうりとじゃこの酢の物 / 23kcal ……………… 36
- キャベツとにんじんの塩昆布あえ / 20kcal ……………… 37
- 時短DEキムチ白菜 / 45kcal ……………… 42
- ちぎりキャベツとえびのピリ辛 / 52kcal ……………… 47
- ピリ辛みそきゅう / 24kcal ……………… 52
- コーンとレタスのサラダ バルサミコ風味 / 48kcal ……………… 64
- レタスとじゃこのサラダ / 45kcal ……………… 84
- コーンとおくらのごまあえ / 75kcal ……………… 86
- 水菜と豆腐のさっぱりサラダ / 85kcal ……………… 88

● 緑黄色野菜
- アスパラの白あえ / 96kcal ……………… 16
- いんげんのごまあえ / 54kcal ……………… 22
- ミックスビーンズのリーフサラダにんじんドレッシング / 79kcal ……………… 30
- かぼちゃのチーズ焼き / 165kcal ……………… 30
- トマトのサラダ みょうがドレッシング / 26kcal ……………… 32
- 菜の花の天ぷら / 93kcal ……………… 47
- おくらとミニトマトの酢の物 / 67kcal ……………… 52
- いんげんのみそ炒め / 44kcal ……………… 57
- ほうれん草のナムル / 45kcal ……………… 57
- 菜の花のからしあえ / 21kcal ……………… 62
- かぼちゃとあずきのいとこあえ / 127kcal ……………… 67

● 薬味野菜
- わけぎの酢みそあえ / 59kcal ……………… 22
- 茎にんにくと桜えびの塩炒め / 49kcal ……………… 23
- セロリミニトマト / 20kcal ……………… 82

● いも
- 長いも小梅 / 29kcal ……………… 44
- グリーンポテト / 102kcal ……………… 47
- のり塩ポテト / 66kcal ……………… 57

卵
- 卵と鶏ひき肉の親子煮 / 176kcal ……………… 52
- 目玉焼きとズッキーニのソテー / 113kcal ……………… 56
- さっぱりナシゴレン風 / 443kcal ……………… 68

豆腐・大豆製品
- 油揚げとせりのおひたし / 40kcal ……………… 23
- とろーりなめたけ豆腐 / 71kcal ……………… 37
- 厚揚げと松の実のオイスター炒め / 240kcal ……………… 42
- 納豆青のり入り / 96kcal ……………… 44

LET'S CHECK! 妊娠中の食事 バランスチェックシート

<記入のしかた>
本書P.10と、レシピ横の主菜◉・副菜マークを参考に毎食食べたものを「✓」か「○」でチェックしましょう。1日合計9個以上消せることが目標（し好品はのぞく）。多くの品数を食べることで、自然と栄養バランスがよくなり、低栄養の予防になります。かかりつけの産科医院で栄養相談をする際にも見せてください。

※1か月分記入できます。コピーして使いましょう。

主食	汁物	補食・ドリンク 食べるなら1日200kcal分まで	し好品 甘い物・スナック（原則NG）	本日の合計 （し好品はのぞく）	メモ
✓	✓	✓ バナナ1本		9	おやつはチョコをやめてバナナにした
			月合計		個

☑ 記入についての注意

本書の一部のレシピでは、1品で栄養的に主食・主菜・副菜など複数兼ねるものもあります。
その場合は**各レシピ記載のすべてのマークを食べたこととして消してください**。
(Part5「ボリューム一品一菜」の章・Part6「スープ＆ドリンク」の章など)

⚠ 補食は品名も書きましょう(P.10・12参照)。
⚠ し好品は甘い物・スナック菓子など。エネルギーが多く大切な栄養がないため極力避けます。
⚠ 1日3食汁物を取ると塩分過多になる場合もあります。汁を半分残すなど、適宜調整してください(本書の汁物レシピは3食でも問題ありません)。

	曜日	日付	週数	体重(kg)	朝食 主菜	副菜	主食	汁物	昼食 主菜	副菜	主食	汁物	夕食 主菜	副菜
〈例〉	月	4/9	12	54.5	✓		✓		✓		✓		✓	✓
		/												
		/												
		/												
		/												
		/												
		/												
		/												
		/												
		/												
		/												
		/												
		/												
		/												
		/												
		/												
		/												
		/												
		/												
		/												
		/												
		/												
		/												
		/												
		/												
		/												
		/												
		/												
		/												

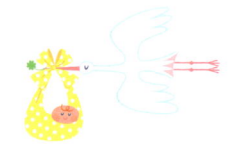

妊婦食堂

2012年 4月19日　第1刷発行
2017年 1月31日　第4刷発行

[著者]
妊娠食育研究会

発売元　ダイヤモンド社
〒150-8409　東京都渋谷区神宮前6-12-17
http://www.diamond.co.jp/
販売　TEL 03・5778・7240

発行所　ダイヤモンド・リテイルメディア
〒101-0051　東京都千代田区神田神保町1-6-1
編集局　TEL 03・5259・5940
http://www.diamond-rm.net/

印刷・製本　ダイヤモンド・グラフィック社

STAFF
レシピ考案・料理・栄養計算　林　昌子
アートディレクション　大藪　胤美（フレーズ）
デザイン　鈴木　真弓（フレーズ）
撮影　山家　学（un photo）
　　　平松　唯加子（un photo）
スタイリング　岩﨑　牧子
イラスト　市川　彰子

企画・構成・編集　浅野　陽子

編集担当　石川　純一

©2012 Ninshin Syokuiku Kenkyukai
ISBN978-4-478-09026-8
落丁・乱丁本はお手数ですが小社営業局にお送りください。
送料小社負担にてお取替えいたします。ただし古書店で購入
されたものについてはお取替えできません。
無断転載・複製を禁ず　Printed in Japan

編集協力　妊娠食育研究会
http://www.ninsyoku.jp/

● **医師**
代表／末岡　浩（慶應義塾大学医学部）
中野　眞佐男（けいゆう病院）
福井谷　達郎（さいたま市立病院）
中林　清美（中林病院）
中林　章（中林病院）
樋口　泰彦（聖母病院）
山口　暁（山口病院）
堀　裕雅（堀病院）
前田　宣紘（前田産婦人科）
前田　太郎（前田産婦人科）
谷垣　礼子（埼玉社会保険病院）

● **企画協力**
山本　智美（聖母病院）／医療情報監修
永澤　規子（さいたま市立病院）
山口　直美（さいたま市立病院）
長倉　千恵（聖母病院）
津島　真理（聖母病院）
竹淵　弥恵子（聖母病院）
佐々木　亜妃（慶應義塾大学病院）
林　亜矢子（慶應義塾大学病院）
宗田　紀子（山口病院）
岡安　香織（山口病院）
冨山　伸子（けいゆう病院）
河東田　英
本川　明
堤　由里
中埜　拓